□国家中医药管理局全国名老中医药专家传承工作室项目（国中医药人教函［2022］75号）

□当代三北名中医群治疗脾胃病学术经验传承研究（2023ZF163）

□基于网络药理学和动物实验的益气活血阻萎汤治疗慢性萎缩性胃炎的作用机制研究（2024ZF139）

□林吉品中医药治疗恶性肿瘤经验整理与研究（CN2021012）

林吉品老中医诊治肿瘤病经验

孙映可　主编

全国百佳图书出版单位

中国中医药出版社

·北　京·

图书在版编目（CIP）数据

林吉品老中医诊治肿瘤病经验 / 孙映可主编.

北京 : 中国中医药出版社，2024. 10.

ISBN 978-7-5132-8992-4

Ⅰ. R273

中国国家版本馆 CIP 数据核字第 2024MM7255 号

中国中医药出版社出版

北京经济技术开发区科创十三街 31 号院二区 8 号楼

邮政编码　100176

传真　010-64405721

河北品睿印刷有限公司印刷

各地新华书店经销

开本 880×1230　1/32　印张 4.75　彩插 0.25　字数 104 千字

2024 年 10 月第 1 版　2024 年 10 月第 1 次印刷

书号　ISBN 978-7-5132-8992-4

定价　29.00 元

网址　www.cptcm.com

服 务 热 线　010-64405510

购 书 热 线　010-89535836

维 权 打 假　010-64405753

微信服务号　zgzyycbs

微商城网址　https://kdt.im/LIdUGr

官 方 微 博　http://e.weibo.com/cptcm

天猫旗舰店网址　https://zgzyycbs.tmall.com

如有印装质量问题请与本社出版部联系（010-64405510）

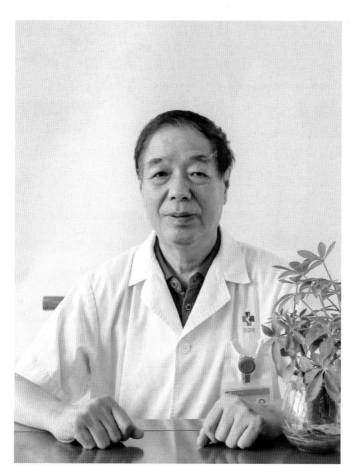

林吉品主任医师

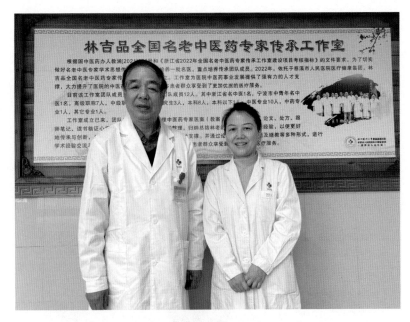

林吉品主任医师与主编孙映可主任医师

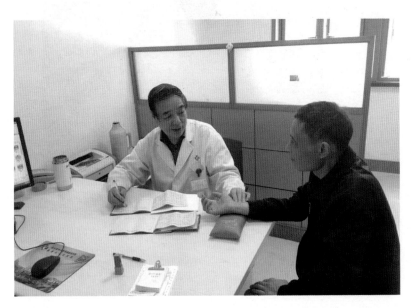

林吉品主任医师诊治患者

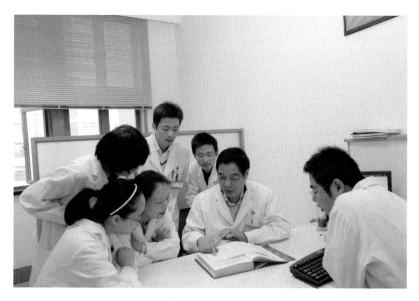

林吉品主任医师指导学生学习

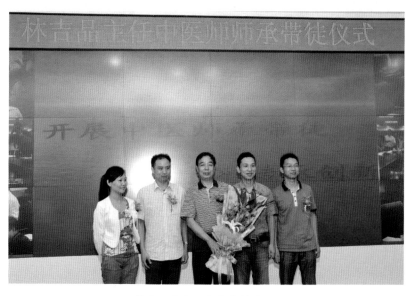

林吉品主任医师与徒弟合影

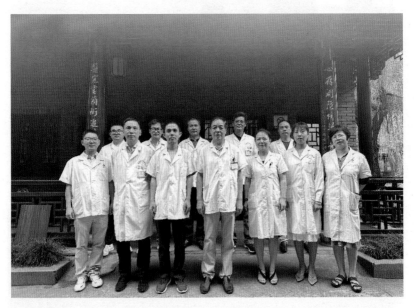

林吉品主任医师团队

《林吉品老中医诊治肿瘤病经验》
编 委 会

主　审　林吉品

主　编　孙映可

副主编　王　斌　方　野　陈晓潇

编　委　卢晓峰　裴　磊　胡小杭

　　　　宋增杰　唐园园

林　序

我是一个中医受益者。小学五年级时，两下肢生满了"瘰疬"，行走不利，母亲背着我四处求医，治疗无果。最后得到了一位老中医的诊治，治疗两个月竟痊愈了。在我幼小的心灵里，对中医药的神奇留下了难忘的记忆。

1969 年底，我有幸参加了当地的"赤脚医生培训班"，一根针、一把草成为为村民服务的"重器"。1973 年由于在"赤脚医生"任上的良好表现，我被推荐上了大学，录取在浙江医科大学中医系，这样真正走上了从医的道路。第二年，经国务院有关部门批准，恢复了"浙江中医学院"编制，我成了浙江中医学院的一名学生。

学习中医是艰辛的，但也是快乐的。中医药学是几千年我国劳动人民智慧的结晶，"伏羲画八卦，医理始明""神农尝百草，汤液乃兴"，可谓源远流长。因其疗效显著，故绵延数千载而不衰，并不断发展，古老中医药不断散发着傲人的光辉。中医古籍是我们汲取智慧的源泉，《礼记·曲礼》云："医不三世，不服其药。"唐·孔颖达注云："三世者，一曰《黄帝针灸》，二曰《神农本草》，三曰《素女脉诀》。"《素问》古称《素女脉诀》，《灵枢》古称《黄帝针灸》。明·宋濂尝云：《脉诀》

所以察证,《本草》所以辨药,《针灸》所以祛疾,非是三者不可以言医。"浙江省名中医张迪蛟先生告诫我辈,不但要学习中医典籍,也要学习后世著述。"博览以见异说,贯通以求重点,温故以求流变,比较以明是非",予深以为然。

韩愈在《师说》中云:"古之学者必有师。师者,所以传道授业解惑也。"因此,在我学医过程中,非常感谢学校的老教授、新教师的谆谆教导、倾心传授。我的带教老师张迪蛟先生,学验俱富,医术高超,享有盛名。在随师参加生产实习期间,有机会参与了大量的医疗实践,他是我从学生过渡到医生的指导者和引领者。

毕业后我分配进入医院,时值乙脑流行,病区收治了大量的乙脑患者。院领导让我进病区,运用中医药进行治疗,这使我获得了宝贵的中医药治疗急性传染病的经验。在参加"浙江省中青年中医临床技术骨干培训"期间,我又有幸结识了一位中医药治疗肿瘤的领路人——四川省中医药研究院老院长、著名中医肿瘤专家郁文骏教授。其"癌症防治的五因六法"学说和"立法是原则,关键在选药"的观点,使我对肿瘤的认识和研究更加深刻。

我毕业至今,从医近50年,关注肿瘤也有30余年。也从一名年轻中医,逐渐成长为慈溪、宁波乃至省级名中医,我还是全国第五批老中医药专家学术经验继承工作指导老师。2022年又被国家中医药管理局确定为"全国名老中医药专家传承工作室建设项目专家"。这些荣誉的获得,归功于各级领导的培养和支持。

　　感谢我的同道们，他们在完成繁忙的诊疗工作和其他工作的同时，选取了我在中医药治疗癌前病变及在肿瘤的研究中的讲稿、论文、诊疗案例，整理成册，付梓出版。在此，特别要感谢的是浙江中医药大学原校长、浙江中医药学会原会长肖鲁伟教授，他在百忙中为书稿的编写做了详细的指导，更提出了修改建议，真良师也！本书稿虽不能算大雅之作，但从形式上还是原汁原味的。希望这些论述、思路和观点，能给医者一些启迪，给患者有一定的参考和帮助，如能在借鉴中获益，也算尽了一份心意。

　　　　　　　　　　　　　　　　　　　　　林吉品
　　　　　　　　　　　　　　　　　　　　　2024 年 3 月

编写说明

本人从医跟师林吉品先生近三十年载，随着岁月的流逝，我对恩师的为人和医术越发敬仰和佩服。林师虽身为领导，但为人谦逊，对待患者和蔼可亲，对待学生平易近人。他是慈溪中医院第一任院长，慈溪中医从零散自发到形成规模再到规范化发展，他是领头羊，对慈溪中医的发展作出了重大贡献。在着力于把控慈溪中医健康发展的同时，他又亲临一线，不忘一名白衣大夫的职责。在行医生涯中他勤奋好学，博采众长，守正创新，医术水平不断提高，在众多中医师中脱颖而出，成为一代名医。现年逾古稀，仍勤耕不辍，出诊治病，传道授业。

2022 年 5 月国家中医药管理局成立林吉品全国名老中医药专家传承工作室。工作室志在收集整理林老的临床医案医论、总结林老的临床经验、提炼林老的学术思想。林老擅长领域涉及内、外、妇、儿，本书收集的林老治疗肿瘤病经验只是他众多经验的冰山一角，收集的肿瘤内容也只是具代表性的一部分。

林老从事中医肿瘤工作近 50 年，是最早提出"带瘤生存"的中医肿瘤专家之一。

本书共分八章，内容真实，观点分明，实用性强。书中有林吉品先生治疗肿瘤病的学术经验和临床医案，又有林老成长成才的描述，可使读者能更全面地了解林吉品先生。

本书在编纂出版过程中得到了许多同道的关心与帮助，尤其是浙江省名中医研究院肖鲁伟院长，对本书的撰写倾注了很多心血，在此向各位表示衷心的感谢。编纂过程由于时间仓促，且我们能力有限，难免存在瑕疵，请广大读者提出宝贵意见，以便再版时修订提高。

也希望本书能给大家带来帮助。

孙映可

2024 年 3 月

目　录

第一章

从"赤脚医生"到名中医

林吉品，男，1952年生，浙江省慈溪市观海卫镇忠孝桥村人。1969年底参加观海卫镇赤脚医生培训班，1973年9月就读于浙江中医学院（录取时为浙江医科大学中医系，1974年恢复浙江中医学院，现改名为浙江中医药大学），1976年9月分配在慈溪县人民医院中医科工作。1981年担任医院办公室副主任，1984年11月担任医院党支部副书记；1992年7月调任慈溪市中医院，担任书记、副院长，主持中医院工作；2000年12月调任慈溪市人民医院，任院长、副书记；2005年12月因任职年龄卸任院长、副书记之职。

他曾多次被评为"慈溪市先进工作者""优秀党员"，1996~1997年度获"慈溪市优秀科教工作者"称号，1998~1999年度获"慈溪市劳动模范"称号，2000年获"宁波市劳动模范"称号。曾任慈溪市第七、八届政协委员。

1999年被评为"慈溪市跨世纪医学人才"，2002年5月被省卫生厅授予"浙江省中医临床技术骨干"称号，2004年获"慈溪市有突出贡献专业技术人员"称号，2005年获"慈溪名医"称号，2009 年被评为"宁波市首届名中医"，2012 年获"全国第五批老中医药专家学术经验继承工作指导老师"称号，2014 年获"浙江省名中医"称号，2022 年建立林吉品全国名老中医药专家传承工作室。

1979 年起先后担任慈溪中医学会秘书长、副会长、会长，宁波地区中医学会理事，宁波市中医药学会理事、常务理事、副会长，宁波市医学会常务理事，宁波市中西医结合学会常务理事，宁波市医师协会常务理事，浙江省中医药学会理事，中华全国中医学会中医肿瘤分会委员。现任宁波市中医药学会副会长，宁波市中医药学会内科分会副主任委员、肿瘤分会副主任委员，浙江省中医药学会理事。

他曾多次被聘为宁波市中医高级职称评定委员会成员、副主任委员，多次被聘为宁波市医学会医疗事故鉴定委员会专家，是宁波市首批、第二批"老中医药专家学术经验继承工作指导老师"。

一、从小得益于中医

1962 年，读小学五年级的林吉品，患上了一种"怪病"，两下肢有许多"瘰疬"，一串串的，行走不利，只得休学就医。当时其母亲背着他到慈溪县人民医院诊治，开始看的是西医，多次检验血液，不知病因。有一次内科医生同检验医生还做了讨论，建议住院做进一步检查、治疗。其母亲拿不定主意，在背往汽车站的路上（当时，医院在东门外，汽车站在南门外），对他说，要不去看看中医？他年龄尚小，不知中医是什么，只知道当时医院门口处有扎针灸的，以为那就是中医。虽然有些害怕，但也无奈。后来其母亲把他背到中医科（在河边上），快到下班的时间，患者已不多。记得那位中医先生看了他的病症，叫跟随他学习的医生从墙边书架上取下一本笔记本，对他们说，"笔记上有记载，这是湿热证"。随后处方，去药店配药。就这样去一次，病情减轻一次，整整有一月有余，直到最后可以不用背，能自己走着去看病，中药的味道也由苦涩转为淡甜。最后还给开了外洗药方，煮水洗脚。从此病症治愈，再无类似病症发生。后来知道，为他诊病的是颇有名气的虞志瑞先生。是中医解除了他的病痛，从小得益于中医的他，对中医的神奇产生了浓厚兴趣。

二、从浒山下来的工作人员处，又增加了对中医的认识

自从上次病愈后，对中医有了一些朦胧的喜欢。在一年过后，他家对面人家住上了一位从浒山来的工作队员，只记得姓姚。这位队员似乎对中药有一些了解，因农村伤痛病人多，这位队员就去观海卫北面的卫山上去采挖一种中药，为他们治疗。用中药捣碎后外敷伤痛处，会出现一些乌青，从而解除疼痛。他跟着这位工作人员，询问一些问题，得知那味中药叫"一粒金丹"，后来他也会独自一个人去采挖，放在空瓶中，里面放些泥土，可较长时间保存，随用随取。后来他从《浙江民间草药》书上得知，"一粒金丹"是中药茅膏菜的地下根块，略比黄豆大些，对治疗伤痛有一定的效果。由此，对中医药产

生了一定的兴趣。随后，生活中经常购买一些相关书籍进行学习，参加赤脚医生培训后，他经常去四明山中采挖中草药，有时还把这些中草药带回去种植在大队的山地上，并试着用中草药给农民治病。

三、报考医科成为第一志愿

1973 年，我国开始推荐优秀的工农兵上大学，鉴于他对赤脚医生工作的认真负责，和对农村的热爱，他所在的生产队推荐他去上大学。当时的方式是推荐与考试相结合，他非常珍惜大好机遇，认真复习文化课，积极备考，后由于某种原因（出现了交白卷英雄），考分被取消了，但他还是幸运地被推荐上了大学。在他填报志愿时，他选了医科，因为他是赤脚医生。最后被录取在浙江医科大学中医系。虽说是被医科大学录取，但实际上不在延安路校区学习，而是在庆春街上的原浙江中医学院（因当时合并前，中医系在原中医学院处）。自此，开始了三年的大学学习，凭着对中医药的喜欢，以及具有较好的古文基础，又得到了诸多中医大家的倾心教导，他从喜欢中医到真正爱上了中医，其努力实践，不断探索，遨游在中医药宝库的海洋里，汲取中医药智慧，也积累了丰富的知识。

1975 年秋，进入临床实习阶段，与大多数同学不同的是，他被安排在慈溪市下面的一个区卫生院进行中医的临床实习。对于带教老师张迪蛟，当时他不甚了解。随师学习后，才知张迪蛟老师在当地威望甚高，一号难求。老师学问高深，医术高超，教学能力强，他深感自己遇上了好老师，学习更加努力，深得老师真传。张老师于 1998 年获"浙江省名中医"称号，终成一代宗师。在随后的行医生涯中，只要有空余时间，他都会到老师处请教、学习，凡碰到学术上、医疗上的疑问，也都会请教老师释疑，这对他的成长起到了很好的促进作用。

四、走上中医临床之路

1976 年 9 月，他被正式分配在慈溪县人民医院中医科工作，从而走上了中医临床之路。当时中医科还有两位前辈，因身体欠佳，又有新人分配，当时就在休病假。他就独立开始门诊接诊患者，因有前辈的基础，患者数还算可以，对于一位刚从学校毕业的新人来说，也确实有点应接不暇。而且当时的人民医院作为浙医大的教学点，还负有带教医学生的任务，包括中医教学任务，每天都有见习的学生。他除了接诊外，自然也担起了带教工作。他曾说，幸而有在张老师处实习的经历，勉强也能应付。

当时，医院对中医工作很重视。每年的 7、8、9 月，是乙脑的好发季节，内科收治较多的乙脑患者，医院安排他到病区参与乙脑患者的中医治疗工作。中医的急救药，如安宫牛黄丸、至宝丹、紫雪散等，都由他负责应用，因此他积累了丰富的中医药治疗急性传染病的经验。

他在医院的中医经历比较丰富。由于中医伤科的马信飞医师参加援外（马里）医疗队工作，当时中医伤科缺少人员，他就参加中医伤科的诊治工作。有时，白天在中医内科，晚上则值中医伤科的班，应对伤科常见病。他还被安排在血液病房工作，学会了骨穿、推血片等检查方法，运用药物治疗白血病、再障等血液疾病。他积极参与中医病房的设立和诊疗工作。中医病房主要收住急慢性肾炎、阑尾脓肿、支气管炎等患者，开展以中医药为主的治疗。初建的中医病房，设在急诊观察室旁边，晚上不单独值班，但每天晚上他会准时出现在病房，边查房，边同患者交流，医患关系非常融洽。后单独在病区内设立了病房，单独开展值班，他那时虽已担任医院党务工作，但仍参加值班。他无论是在担任医院的党务工作还是在担任行政工作，无论是在中医院还是在人民医院，都坚持参加门诊工作，很少"脱班"。

五、走上专业之路

由于行政工作繁忙，门诊时间受到了一定限制。此外，也因诊疗疾病由博返约的需要，他经过认真考虑，选择了中医胃病作为专业主攻目标。他认为，脾胃为后天之本，对人体健康起着非常重要的作用。在不断的实践中，发现萎缩性胃炎、肠上皮化生是胃病治疗上的一疑难问题，而西医又缺乏相应的治疗药物，于是，在采用中医药治疗胃病的专业路上，又选择了中医药治疗萎缩性胃炎、肠上皮化生等进行探索，不断学习他人的经验，不断实践，不断总结、积累，终于整理出一套临床治疗的方案。他用"三步疗法"治疗萎缩性胃炎伴肠上皮化生，提出了消除症状以治标、祛除病灶以治本、善后调理为固本的三步疗法，取得明显的效果，也吸引了大量的患者，从本地到周边县市，从宁波市到省内各地及全国，或登门就诊，或电话联系，或用微信方式交流。他不仅为患者解难释疑，还帮助患者调整处方，甚至帮助邮寄中药，与不少患者至今仍保持着联系。

由于一个偶然的机会，他又踏上了另一条专业之路——中医药治疗恶性肿瘤。1993 年，当地一位癌症患者在宁波某医院住院诊治，已属晚期，医院告知家属称将不久于人世，应尽早做准备。患者家属心有不甘，终于探听到远在四川有一位老中医，是肿瘤专家，于是上门求助。医者是四川省中医药研究院的院长郁文骏教授，为著名的中医肿瘤专家，念于家属的一片慈孝之心，郁教授答应来慈诊治，此时患者已被接回家中。通过郁教授的精心调治，患者渐见起色，但因郁教授有单位工作在肩，不宜长时间留慈，遂提出要求在当地找一位"替身"代他诊治。当时，慈溪市中医院建立第二年，而林吉品是主持该院工作的书记、副院长，符合郁老对"替身"的要求——中医出身，肯钻研、肯吃苦，有一定的业务基础。于是，他跟随郁老诊病（除专为求助患者外，还在中医院安排门诊时间，为其他肿瘤患者治疗）。以后凡郁老来慈诊病之时，他都侍诊在前，认真学习郁老的经验，仔细记录郁老的治法用药，并替代郁老诊治肿瘤病人。1995 年他还专程赴四川进行短期的进修学习，是郁老把他带上了中医治疗肿瘤的专业之路。

他庆幸自己又遇上了好老师。在中医药治疗恶性肿瘤的艰辛道路上，他没有给郁老丢脸，他购置大量的书籍，翻阅大量的资料，积累了丰富的经验，并开设了中医肿瘤专科门诊。在中医药治疗肿瘤的学术上，他提出了不少观点，形成了极其深刻的认识。1994 年在杭州召开的全国第二届中医肿瘤学术大会上，他的论文《试论恶性肿瘤带瘤生存的临床意义》，不仅被收入大会论文集中，还被收录由周岱翰主编、刘嘉湘副主编的《中医防治癌瘤荟萃》（亚太新闻出版社出版）一书中，受到专家的好评。他还提出，应重视癌前病变的防治，将恶性肿瘤的治疗线前移。针对恶性肿瘤中西医治疗中对人体的损害，对"胃气"的损害尤甚，提出"保胃气"在恶性肿瘤治疗中具有特殊的意义。对恶性肿瘤的中西医治疗，他非常赞同郁老的观点，即"中西医结合，扬长补短，早期诊疗，综合治理"，这是当前治疗一切癌症的最佳方案。

1997 年 10 月郁文骏教授邀请他共同编写《中医药抗癌研究与临床》一书，在前言中郁教授对他作了如下评价："林吉品副主任中医师，是浙江省慈溪市中医院业务副院长，曾多次邀我去会诊，在共同治疗中，取得了较好的效果，踏实钻研是他的特点，且学风、文风正派，近几年来在当地治疗癌症方面已有相当影响。"

此外，他为当地的中医和医疗事业作出了积极的努力。在主持慈溪市中医院工作期间，从筹建中医院，开设中医院门诊部，到兴建中医院的历程中，他坚持以中医为主的办院方向，充分发挥中医药特长，开设具有中医特色的优势专科，不断提升中医药服务能力。一流的专科诊疗水平和优质的服务，使中医院在患者心中形成了良好的形象。

在主持慈溪市人民医院工作时，从建造新院，到整体搬迁，并迈入三级乙等医院行列，倾注了他大量精力，为创造良好的医疗条件，提供优良的医疗服务，作出了积极的努力。值得一提的是，在人民医院中医科的设置上，也体现了他作为中医人的情结。中医科安排在门诊七大工作区域之中，中医内科、中医妇科、中医伤科、康复、针灸、推拿、中医儿科设置较为齐全。2016年国家中医药管理局专家来慈溪检查农村中医工作时，给予了高度评价。

六、结语

他从一个普通的"赤脚医生"到名中医，他是努力的，也是成功的。但他说，所有成绩的取得，与党和政府的培养、单位的支持、老师们的教育指导以及同事们的关心分不开，也与广大患者对他的信任、支持分不开。他表示，要在有生之年，不断学习新知识、新理论，精益求精，不让自己掉队；努力完成上级交给的任务，积极做好传、帮、带工作，为发展中医事业添砖加瓦，作出应有的贡献；要认真做好中医药服务工作，以回报社会。

第二章

师从郁老，开启治癌之门

林吉品教授初涉临床，研习经典，以脾胃学说为主攻方向，后因一个偶然的机会，接触了中医肿瘤疾病的治疗，有幸得到了四川省中医药研究院院长郁文骏教授的指导传授。郁教授是著名的中医肿瘤专家，在20世纪70年代初创立了癌症防治的"五因六法"学说，得到了国内外专家的认同。林吉品在郁老的传授和引领下，结合自己的临床实践，对肿瘤的治疗有了更深入的理解。

一、扶正固本法

郁老认为《内经》"邪之所凑，其气必虚""正气存内，邪不可干"这种疾病发生的理论，也是癌症发生的基本原因之一。癌症是在机体长期"内虚"情况下才有可能发生，或者是在癌毒侵袭机体后，致使机体正气消耗，而出现"内虚"。郁老非常赞同张洁古"壮人无积，虚人则有之"和《外证医案汇编》"正气虚则成癌"的说法，治疗上主张"虚则补之"，认为扶正固本法是治疗各种癌症的法则之一，并要贯穿于整个治疗过程，只有不断地顾扶人体正气，才能不断提高自身免疫功能。通过扶正来达到祛邪——抑制癌瘤生长，或促使癌细胞的"返分化"，使癌细胞改恶从良。在具体应用上，当以补气，特别是补脾肾之气为主，药物常选用人参、黄芪、灵芝、北五味子、白术、枸杞子、桑寄生、菟丝子、冬虫夏草等。

二、清热解毒法

邪气盛则实，并且可与正气夺则虚成为互为因果的恶性循环。他认为风火热毒相搏是形成癌瘤的一个重要因素。郁老赞同《内经》"炎火行……故民病少气，疮疡痈肿……疡痹"以及《诸病源候论·翻花疮候》"翻花疮者，由风毒相搏所为"的说法，更欣赏《卫济宝书》和《仁斋直指方》"癌者……毒根深藏"的直言。因此，他提出清热解毒法是癌症主要治法之一，并认为该法具有直接或间接的抗癌抑癌作用，而且不会影响机体的免疫功能，有的甚至能升高白细胞，如与扶正固本法配合应用，更是相得益彰。但由于本法所用药物大多苦寒，具有一定的克伐胃气作用，所以在应用时，须注意顾护胃气，才能达到最佳治疗效果。临床上可选用喜树果、山慈姑、北豆根、七叶一枝花、白花蛇舌草、半枝莲、龙葵、泽漆、夏枯草、猫爪草、黄连、黄芩、土茯苓等。

三、活血化瘀法

气血瘀滞与癌症关系密切，大多数实体瘤都不同程度地表现出气血瘀滞的证候。人身气血以和为顺，一旦发生气机郁滞，进一步可导致血瘀，气血瘀滞可为肿瘤的发生发展创造条件，并促使癌细胞的转移、着床和生长。郁老认为，张子和提出的"积之成也，或因暴怒、喜、悲、思、恐之气"和尤在泾所说的"凡忧思郁怒，久不得解者，多成此疾"很有道理，调查表明，肿瘤患者病前大多数有情志抑郁等病史。

活血化瘀治法能减弱血小板聚集性，减低血液的黏稠度，增加血管的通透性，改善微循环，使癌细胞不易在血液中停留、聚集、着床。活血化瘀药物还可改善癌灶局部缺氧状态，抑制癌细胞的无氧酵解，并有利于免疫细胞（或药物）到达癌灶局部，增强其他药物的作用强度，且有一定的止痛作用，故也是治癌常用方法之一。由于该类药物对癌细胞的直接杀灭作用不强，因此不宜作主药或单用，长期过量使用有报道也可使癌细胞扩散或转移，应予注意。临床常选用莪术、三棱、桃红、红花、赤芍、制大黄、䗪虫、王不留行、姜黄、铁树叶、丹参等。

四、理气化痰法

痰既是脏腑病理变化的产物，又是引起多种疾病的因素。元代医家朱丹溪首先提出肿瘤的发生与"痰"有关，认为"凡人身上中下有块者多是痰"，"人之一身，无非气血周流，痰亦随之……大抵气滞则痰滞，气行则行"。这说明痰与气的关系密切，不但脾气虚不能运化水谷可以成痰，脾虚不能为胃行津液，津液亦可聚集为痰，而气滞则可导致痰滞，故高锦庭说："癌瘤者，非阴阳正气所结肿，乃五脏瘀血浊气痰滞而成。"痰在人体各部位均可形成癥块痞积，其中的一部分即为癌块，郁老主张治积先化痰，痰化则积消，化痰当理气，气行则痰消。

理气化痰类药物，虽然灭癌抑癌活性不如清热解毒、软坚散结类药物作用强，但对改善患者精神状态、食欲不振等症状，具有较好的作用，并且还有间接或直接的止痛作用，可达到标本兼治的目的。常用药物有生半夏、香附、乌药、南星、全瓜蒌、皂角刺、川贝、浙贝、莱菔子等。

五、温经散寒法

郁老认为，癌肿虽多与热毒有关，但与寒邪也不无关系。《难经》指出："积者，阴气也。"尤其是在癌肿晚期，久病之后，随着机体免疫功能的低下，癌毒在体内进一步损伤正气，正气抗邪能力减退，故有寒象表现，且此时多寒而兼虚，临床往往出现寒痛迹象，此时须用温药以散寒。虽症已属晚期，但此法仍不失为减轻病痛、治疗癌肿的一种方法，一般多与扶正固本类药配伍应用，可起到协同作用。但他认为癌瘤毕竟以"热毒"为本，故须仔细分辨，切勿盲目投用。临床常选用药物有补骨脂、蟾酥、高良姜、威灵仙、仙茅、淫羊藿等。

六、软坚散结法

癌为肿块，且坚硬（即使血癌患者，亦常有脾大积块或淋巴肿大），郁老因此认为软坚散结法是本病基本治法之一，亦称"本病本法"，常配合其他五法应用，以期达到散结抑癌乃至消灭癌块。中医咸寒药物多具有软坚散结作用，常用海藻、昆布、海蛤壳、牡蛎、海螵蛸、金锁银开等。

上述六法，是郁老在长期的抗肿瘤实践中总结而成的，是针对癌肿的病因病机提出的。在临床应用时，或二法，或三法甚至更多治法相伍应用，常可获得较好的疗效。

附　跟师临诊一记

四川省中医药研究院郁文骏教授自 1994 年 11 月至 1995 年 7 月应笔者和患者家属邀请先后四次专程会诊，经治半年，效果出人意料，报告如下。

患者屈某，女，52 岁，会计。因右乳房肿块迅速增大，于 1991 年 6 月 26 日到上海瑞金医院诊治，活检报告为乳腺癌而收住（住院号 37406）。因癌块较大（8cm×8cm），先行放疗，于 8 月 5 日转上海肿瘤医院做"右乳房切除，右腋下群淋巴结清扫"，术后情况良好，但未做中西任何抗复发治疗，上班工作。1994 年 3 月开始无明显诱因出现发烧，体温最高为 39℃，伴全身乏力，其他亦无与原发病相关症状，在我市及上海某医院住院检查、治疗，发烧不退，原因不明，于 5 月 4 日出院，出院诊断为发烧待查。继之用泼尼松 30mg/d，一个月后，烧退，水钠潴留明显，后改维持量 5mg/d，口服。1994 年 11 月 9 日，出现进行性头痛加剧，头顶、枕部包块如鸽蛋大，质硬粘连，呕吐，口腔糜烂，痉痛流涎，而到宁波市某医院住院（住院号 4891）。颅脑 NMR（片号 4192）检查提示转移性脑膜瘤。胸部 CT 扫描（片号 2027）提示：右肺门旁转移性肿瘤，纵隔淋巴结转移伴胸椎及后肋浸润破坏；右第六后肋头颈部破坏。上腹部 CT（片号同上）提示：左肝癌后腹膜淋巴结转移，腰 3 椎体转移破坏。入院后曾用甘露醇、干扰素、达宁片等对症支持处理，试上化疗一次因剧烈呕吐不适而终止使用，全身情况差，血色素仅为 58g/L。

一诊：1994 年 12 月 9 日上午，郁老与李惠利主任医师等会诊。郁老处以数十年探索之经验方——"扶正抑癌汤"加减：西洋参、田三七粉（冲服）各 12g，虫草 3g，天冬、薏仁、喜树果各 30g，苦荞头 50g，泽漆根、七叶一枝花各 20g。浓煎成 450mL 左右，频频服用，一日尽剂，暂试服 2~7 剂。

二诊：患者返慈溪后，试服上方 7 剂，症状略有好转，剧烈头痛止，呕恶减轻，稍能进食，体温降至正常，但腰胁隐痛，卧床难起，因颅顶、枕后包块消失，医患双方增强了信心，遂再次邀请郁老到慈溪会诊，于 12 月 23 日飞浙。郁老详尽地四诊之后，始述扶正抑癌汤组方原理原则。笔录如下：①凡组方遴选药味皆有抗癌抑癌活性，并尽可能相对明确其抗癌谱，针对性强。②以"五因六法"（正气亏虚——扶正固本；毒根深藏——清热解毒；久病必瘀——活血化瘀；气郁痰结——理气化痰；肝郁气滞——疏肝解郁；癥瘕积聚本病本法——软坚散结）为立法之本。③因病情复杂，如发热、疼痛、血虚、纳差等，故要注意中药"一药多效"特性，以利于标本兼治。④注意剂量与疗效关键，一定要达到足量（有效剂量）。郁老根据以上原则结合辨证论治与守法守方原则，仍用扶正抑癌汤，再加丹参、白英、无花果各 30g，全瓜蒌 20g。

并嘱若遇以下情况，随症加减：发热，如系阴虚内热，主方与大补阴丸（汤）合方化裁，湿热型，与三仁汤合方化裁，阴虚兼湿热型，两方与之合方化裁；呕恶，加竹茹、姜半夏、黄连、丁香之属；头痛，加川芎、天麻；纳呆，加生二芽、鸡内金、炒莱菔子；口渴，加石斛、玄参等。郁老返蓉后，由笔者实施，连服37剂，居然全身及胃纳明显稳定好转，只是偶有低热、恶心，已显生生之机。

三诊：为患者着想，虽恰逢春节，亦再次邀请郁老到我市会诊。郁老诊视后认为邪毒已去大半而未尽，正气内复而未固，今宜扶正与祛邪各半，原方调整剂量，鼓舞中气，以防克伐脾胃，处方如下：西洋参、当归各10g，三七头12g，虫草3g，生白术、怀山药各15g，黄芪、枸杞、泽漆根、七叶一枝花各20g，茯苓、苡仁、无花果各30g，喜树果50g。随症加减如前，改为两天一剂。继服10余剂后，全身情况一如常人，并能操劳一般家务，血色素由原58g/L上升为98g/L，血沉由原140mm/h降至27mm/h，体温正常。令再服前方，并于1995年4月20日再次到我市人民医院复查CT（片号23336），结果：与原一系列影像检查对比，右肺门肿块消失，骨质破坏已修复，其他部位未发现病灶。患者于1995年5月1日恢复上班。

6月下旬，郁老又应慈溪、宁波、上海之邀请，顺便追访本例患者，指出：半年内康复，实属罕见，近期显效或临床痊愈无疑，但距生物性治愈，为期尚早，为求彻底祛除深藏之毒根，扶正固本抗复发，用上方继服半年（每周3剂，星期日可休 1 天），由笔者和患者配合紧密执行。6 月 28 日郁老返蓉暂别，依依之际，赠叶剑英元帅"攻关"诗："攻城不怕坚，攻书莫畏难，科学有险阻，苦战能过关。"笔者将此作为座右铭自勉。

第三章

学术思想

第一节　正虚、邪毒与恶性肿瘤

肿瘤作为一类疾病都有迹象表露，虽然人类对恶性肿瘤的认识可以追溯到三千多年以前，但至今对肿瘤的病因和发病机理尚未完全阐明。中医学上自《黄帝内经》《伤寒论》，下到《外科正宗》《医宗金鉴》等，只有肿、瘤、五积、石瘕、积聚、肿疡、恶疮、石痈、瘰疬、痰核、瘿瘤、舌菌、石疔、黑疔、翻花疮、噎膈、肠癖、五色带下等证因论治的记载，无鉴别诊断可言，故只能说包括一切肿瘤，亦含非肿瘤如淋巴结核等在内。历代医家随着社会的进步、经验的积累对恶性肿瘤的认识亦不断深入，总的归纳不外乎内因和外因。内因主要是指机体本身所引起的致病因素，即先天不足、脏腑功能失调、不良的生活习惯、精神因素等。外因主要指外界特别是大自然的一切致病因素，如四时不正之气。

恶性肿瘤的发病机理与机体的正虚以及邪毒入侵关系密切。正虚即正气亏虚。正气即真气，是由先天之气及得于后天饮食之气结合而成。正气，是对人体的脏腑经络阳气、阴精等物质及其功能活动，抗病能力，康复能力的总称。正气在机体中具有防御、修复作用。构成人体和维持人体生命活动的物质，包括人体正常的气血、津液及组织结构。正气又指人体的生命功能，相对于疾病而言，则是指抗病和康复能力。正气内虚指机体本身的正气不足，或邪气对机体的侵害，耗伤了正气。机体本身的正气不足包括脾虚和肾虚。脾为后天之本，气血生化之源，在人体五脏中，占有很重要的地位，在防病及抵御外邪侵袭方面，承担着重要角色。《金匮要略》云："四季脾旺不受邪。"《脾胃论·脾胃盛衰论》云："百病皆由脾胃衰而生也。"现代研究表明，脾虚证是以消化系统功能障碍为主，累及神经–内分泌–免疫网络的全身病理状态。肾为先天之本，是元阴元阳（机体各脏腑阴阳的根本）所寓之所，五脏之阴非此不能滋，五脏之阳非此不能发。肾气盛衰，关系着人体的生、老、病、死。《妇人良方》说："夫人之生，以肾为本，人之病多由肾虚而致。"关于对肾的研究，主要是对肾虚证的研究。我国从 50 年代起就有学者运用现代科技手段进行肾虚证的研究。现代普遍认为，肾虽然担负着泌尿（主水）、生殖（主生殖）和造血系统（生髓）的部分功能，但肾与神经、内分泌、免疫系统的关系十分密切。肾虚证都有不同程度的神经、内分泌、免疫系统的功能紊乱。现代研究认为，各种虚证都有不同程度的免疫功能降低，肾虚证免疫功能比脾虚证更低。肾为元阴元阳所寓之所，肾虚则五脏皆虚。

邪毒是指六淫病邪（毒邪）侵袭人体后，得不到及时解除，或七情郁结不解等产生病理性毒质。六淫邪毒在肿瘤的发病中是外界主要的致病因素。《灵枢·百病始生》云："积之始生，得寒乃生。"认为癌瘤的发生，与寒邪有密切关系。但从临床实践观察中，单纯的寒邪不易导致癌肿，只有寒毒才有可能引起癌变。其他外感病邪也如此，仅是单纯的湿邪、燥邪、火邪也不会对机体产生大的损害，只有湿毒、火毒、燥毒对机体会产生较大的损害。

燥毒是指外感燥毒或内伤患生燥毒产生病变，经久治疗不愈，其燥热邪毒就容易损耗机体的精、髓、血、津液、淋巴液、脂肪等阴液。当人体这些生命物质受到燥毒的严重损害、组织细胞变异则产生病变而发展成癌瘤。或燥毒直接使人体物质变性坏死，异常增生恶变，而演变产生癌瘤。燥毒致癌常见于肺癌、肝癌、淋巴癌、乳腺癌、血癌等。燥毒致癌的症状特点表现为人体消瘦，机体干枯，皮肤干燥，五心烦热，低热或日晡潮热，大便干结。

火为阳邪，火为热之极，火性燔灼焚焰，易致人体固体物质和液体物质产生变性、坏死、异常增生恶变而产生癌瘤，此即火毒致癌。火毒可致人体固体物质和液体物质产生癌毒等，或使癌毒素和癌细胞无限增生或扩展，则易生癌，或加重癌瘤。火毒致癌常见于脑瘤、鼻咽癌、喉癌、甲状腺癌、肺癌、食管癌、胃癌、胆管癌、肠癌、肝癌、卵巢癌、子宫癌、乳腺癌、肾癌、淋巴癌、血癌等。火毒致癌的症状特点表现为高热或中度发热，或黄疸，大便秘结或便血，尿血，人体消瘦，面色黝黑，低热或午后潮热，癌肿红肿灼痛或放射性疼痛，甚至溃烂、出血。

人体产生湿邪疾病，日久治疗不愈，在机体内日益积聚，阻遏人体气机，使人体固体物质和液态物质产生变形坏死、异常增生恶变，此为湿毒致癌。湿毒致癌的症状特点为全身困重或机体局部沉重。湿热（火）型见低热或午后发热，大便溏黏或溏泄、恶臭，癌瘤肿胀，易溃烂。寒湿型见晨起怕冷，大便溏黏或溏泄，癌瘤坚硬，不易溃烂。湿毒与火毒易致人体发生癌瘤，即人体患有火毒，同时又患有湿毒。湿毒将火毒黏滞，阻遏包裹，使火毒滞留于体内，日久失治，而发展产生癌瘤。

寒毒在人体内长期积聚停蓄，便可致病，人体精、髓、血液、津液、凝聚变异，转化为癌毒素、癌细胞，而产生癌瘤。寒毒与火毒交结，可致人体发生癌症，即人体患有寒毒，又患有火毒，或寒郁久而化火。寒毒与火毒交结，互为因果，病理性产物聚结，致发生癌瘤。寒毒与湿毒互结，可致人体发生癌症。寒邪、湿邪均为阴邪，易伤阳气，阻遏气机。体内阴寒聚集，久积痰瘀成毒，致瘤致癌。寒毒致癌的症状特点表现为畏寒怕冷，四肢不温，大便溏稀或泄泻，癌瘤硬结，恶性型则剧痛，良性型则疼痛不明显。寒毒与火毒交结致癌，常以寒热往来为主要特征。寒毒与湿毒致癌，常以肢体困重或局部沉重、分泌物和排泄物黏滞和浑浊等为主要特征。

人有七情，即怒、喜、忧、思、悲、恐、惊，属于人体正常的情志活动。七情在正常情况下，不会致病。《素问·举痛论》指出："喜则气和志达，荣卫通利。"正常七情能使脏腑功能协调，不仅不会致癌，反而可使机体健康，少发癌瘤。只有突然的、剧烈的或持久的精神刺激，引起暴怒、狂喜、痛哭、大惊、卒恐、思虑过度、忧愁不解，使人体气机紊乱，脏腑阴阳气血失调，才会导致癌瘤的发生。七情过激过久可以直接损伤内脏。《灵枢·百病始生》指出："喜怒不节则伤脏。"情志伤脏，"思伤脾""喜伤心""怒伤肝""悲伤肺""恐伤肾"，表现出相应脏腑气机紊乱的病变，久之产生癌瘤。情志内郁影响气机，气机郁滞不畅可以引起气郁、湿郁、痰郁、热郁、血郁、食郁六种郁证。此六种病理性产物极易癌变，而且这六种病证之间又可相互影响，相互为病。七情内伤所致癌症多见肝癌、胃肠癌、乳腺癌、卵巢癌、甲状腺癌、淋巴肉瘤、脑瘤等。七情致癌的症状特点常表现为情绪忧郁、烦躁、悲伤等情志异常病变，或损失相应的脏腑，癌瘤走窜，情绪不适时加重。

长期超量饮食营养高的物质（高热量、高蛋白质、高脂肪）则易生癌。长期大量滥食寒凉生冷的食物，也易引起癌症。长期嗜吃辛辣，或含有病毒、细菌和致癌因子的食物，如烤炸、烟熏食物、腌制食物、发霉变质食物，易引起人体发生各种癌症。《济生方》云："过食五味，鱼腥乳酪，强食生冷果菜，停蓄胃脘……久则积结为癥瘕。"《济生续方》曰："凡人脾胃虚弱，或饮食过度或生冷过度，不能克化，致成积聚结块。"饮食习惯不良致癌，以纳差、消化不良、腹胀、嗳气、呕吐、大便稀等为主要特征。

腌制食物包括腌制肉类和腌制蔬菜等，此类食品易产生亚硝酸盐，亚硝酸盐进入机体，在胃酸或细菌的作用下合成亚硝胺，易致患癌症，如食管癌、肝癌、胃癌等。腌制食物应适量食用，不宜滥食。

霉变的食物含有黄曲霉素等，如霉变的花生米、玉米、大米、小麦粉等具有致癌作用。霉变的食物易引发肾、胃和结肠的腺癌等。

若长期食用炸烤类食物，易患胃癌、肠癌、肝癌、膀胱癌、乳腺癌等。

吸烟亦致癌，包括自己抽烟吸入香烟的烟雾、吸入别人吐出的香烟烟雾以及吸入环境污染之烟雾。

长期大量饮酒，亦可促发癌症，如肝癌等。

在正常情况下，五脏之间的功能有互相促进、互相制约的关系，脏腑之间有着承接合作的关系。脏与腑之间有着表与里相合的关系，五脏与肢体、五官之间有着所主与归属及外部器官（眼、耳、口、鼻、耳、前后阴）的开窍关系等。这样就构成了人体内外各部功能互相联系的整体。《诸病源候论》云："积聚者，由阴阳不和，腑脏虚弱，受于风邪，搏于腑脏之气所为也。"明·李梴《医学入门》云："郁结伤脾，肌肉消薄，与外邪相搏，而成肉瘤。"明·张景岳《景岳全书》云："脾肾不足及虚弱失调之人，多有积聚之病。"明·徐春甫《古今医统》指出："气血日亏，相火渐炽，几何不致于膈噎。"以上均说明，脏腑虚亏，产生功能失调，引起气血紊乱，或有先天脏腑禀赋不足，都可以成为肿瘤发生的内在因素。

肿瘤的发生、发展虽然都与正气亏虚、精神情志失调、外邪入侵、饮食营养等病因直接相关，但肿瘤发病是一个极为复杂的过程，即某一发病因素作用于人体后，并非就导致某一肿瘤的发病。同样的致病因素，有的感而为病，有的则不为病。

中医学的发病理论，很重视人体正气，肿瘤为病亦然。中医学虽然强调正气在发病中的主导地位，但也并不排除邪气在疾病发生中重要作用。在一定条件下，邪盛正虚，则邪可起主导作用。邪气侵入机体，正气必然抗之，如正气强盛，抗邪有力，则病邪难以侵入，或侵入后即被正气击退，则机体不发病。反之，如正气虚弱而邪气偏盛，均可导致正不胜邪，从而使脏腑阴阳气血津液失调，气机逆乱，而发生疾病。所以，肿瘤的发病与否，取决于正邪之争的胜负。

年龄在肿瘤发病中也是重要因素。年龄越大，癌的发病率越高。明·申斗垣明确指出："癌发四十岁以上，血气亏虚，厚味过多，所生十全一二。"其他古代医家也多指出，"年五十以上"或"五六十岁以后"为高发年龄。中医理论认为，年龄越大，其"肾气"越衰弱，肾藏精的功能越减退，逐渐出现衰老过程。这时机体的脏腑生理功能容易失调，防御功能减弱，机体免疫机能减退，容易受致癌因素的作用而发病。

尽管肿瘤病因有内因、外因两方面因素，但一定是在体内阴阳不和、气血亏虚和脏腑功能失调等内在虚损的基础上，外因才能导致癌瘤的产生。《灵枢》云："风雨寒热不得虚，邪不能独伤人。"

正是基于正虚、邪毒机制而提出中医药治疗恶性肿瘤的原则。疾病的发生发展过程是正气与邪气相互斗争的过程。任何疾病的治疗都是为了祛除邪气。扶正也是为了达到祛邪目的。

通过增强人体生理功能，把邪气祛除，有利于疾病向痊愈的方向转化。肿瘤治疗亦如此。恶性肿瘤的中医药治疗，大致有扶正固本、活血化瘀、化痰软坚、以毒攻毒、清热解毒、针刺及外治等方法。

四川省中医药研究院著名中医肿瘤专家郁文骏院长，早在1978年全国中医学会成立大会上提出的"中医对癌症的五因六法"引起国内外学术界的关注。五因指正气内亏、毒根深藏（风火热毒相搏）、气滞血瘀、痰气郁滞、寒凝成积。六法指扶正固本法、清热解毒法、疏肝解郁法、活血化瘀法、理气化痰法、温经散寒法、软坚散结法。因癌为肿块，且坚硬，故认为软坚散结法是本病的基本治法之一，称为本病本法。该法可配合其他五法应用。

中医治疗肿瘤的治法虽多，概而言之，就是扶正与祛邪。

扶正的含义比较广泛，包括扶助正气、活跃气机、提高免疫功能、协调物质代谢、补充营养成分、增强抗病能力，最终要改变病理状态，并使之恢复正常，使"阴平阳秘"。扶正主要运用于以正虚为主的肿瘤患者。扶持正气不仅是"补"其虚弱不足，还应包括对失去正常活动的生理机能的调整，即脏腑、气血、阴阳的调理。

祛邪就是使用攻逐毒邪的药物和治疗方法，祛除病邪，控制癌症，以达到邪去正复的目的。祛邪是治疗疾病的首要目的和最终目标，运用于以邪盛为主的病证。肿瘤疾病由于邪气内伏而产生肿块，并可导致一系列的病理变化而出现临床的各种症状。祛邪是治疗肿瘤的主要治则，即所谓"实则泻之"。

《素问·至真要大论》云："寒者热之，热者寒之……坚者削之，客者除之……结者散之，留者攻之，燥者濡之……惊者平之。"邪去则正安，及时有效地祛除病邪，减轻对机体的耗损，特别是肿瘤早期邪盛正未虚时更应祛除邪气。"邪气盛则实，精气夺则虚"，"实则攻之，虚则补之"是治疗肿瘤的两大基本治则。

在肿瘤治疗过程中，如何把祛邪与扶正有机结合起来，正确处理两者之间的辩证关系甚为重要。若单纯强调扶正，忽视祛邪治疗的重要作用，其结果轻则姑息养奸，失去了祛邪的机会，重则因片面扶正，反而助生邪气，促进肿瘤组织的生长，使邪气更盛。若单纯强调祛邪，忽视扶正在抗癌中的作用，其结果肿瘤可能被消灭了，正气亦严重受损，失去了祛邪的意义。金元四大家之一的张子和在《儒门事亲》中指出："先论攻其邪，邪去而元气自复也。"《景岳全书》则认为，癌症患者正气内衰，不能胜任攻伐，应以扶正为主，即所谓"养正积自除"，主张扶正以祛邪。

国医大师何任教授提出的十二字法则，即"不断扶正，适时祛邪，随证治之"，系其临床体会，其对扶正与祛邪的应用，也很有见解。

单纯用扶正补益药来治疗肿瘤，如确能提高机体免疫功能，对减少肿瘤转移和复发将会起到一定的作用，但目前尚少例证。以祛邪为主的方法，一般是值得推广采用的，也为无数案例所证实。如邪实明显，正气不衰，为防止复发或转移，攻坚散结宜急，药量可适当加重。若一般肿瘤手术、放疗、化疗以后，病邪趋于缓解，正气有恢复倾向，但气阴损伤还明显存在，则攻邪之药宜适当减量，并配以扶正培本之品为妥。扶正祛邪合用，可以做到祛邪不伤正，扶正助祛邪。扶正与祛邪，以何者为主，要视邪正力量对比，不能笼统地说以何为主。大体早中期，体力未衰，气血未损，可偏重攻邪；若晚期，气血衰败，应以扶正为主，但也不能疏忽攻邪。

恶性肿瘤患者常因虚致病，又因病致虚，形成恶性循环。肿瘤病人经手术、放疗、化疗等治疗后，大伤气阴，正气不足，也表现为气阴两伤。祛邪是治疗肿瘤的目的，扶正是为了实现这一目的创造条件。通过祛邪则进一步保护正气。祛邪扶正应有机地结合起来，立足于祛邪，而不忘扶正。扶正气以助祛邪，以补助攻，实是肿瘤治疗的基本着眼点。

扶正祛邪，总的就是以扶脾肾为重点，当然这中间包括对气、血、阴、阳的扶助补益，将扶正的补益药与祛邪（抗癌）药同用，比单纯地用抗癌药更为有利，副作用更少。正衰则邪盛，机体抗癌能力的降低，往往使癌症进一步播散扩展。扶正祛邪相结合，调理脏腑功能，补气养血，调动和增强机体内在抗癌能力，具有重要意义。

由于各种肿瘤的病因不一，每个患者的"内虚"状况又不相同，往往临床上病情复杂、变化多端，故必须根据中医理论给以辨证。"审证求因"，抓住临床病例特点，根据患者的具体情况给予治疗，以提高疗效。

第二节　论中医药治疗恶性肿瘤

恶性肿瘤已成为严重危害人类健康的常见病、多发病。世界卫生组织（WHO）早些时候预计，到 2030 年，全球癌症死亡率将上升到 118/10 万，仅次于心血管病，居全死因的第二位。2022 年 2 月，国家癌症中心发布的癌症统计数据：2016 年发病例数为 406.4 万例，相当于平均每天超过 1 万人被确诊为癌症，癌症死亡例数为 241.4 万，发病率为 186.5/10 万，死亡率 105.2/10 万。

尽管以消灭肿瘤为目标的新疗法层出不穷，扩大了癌症患者的受益面，但很多疗法的疗效已接近其高限。中医药应用于恶性肿瘤的临床已有几千年的历史，随着对恶性肿瘤治疗观念的改变，中医药的作用越来越被重视。据上海中医药大学统计，有 87% 的肿瘤患者在接受西医综合治疗同时接受中医药治疗，其作用越来越明显。采用中医药治疗恶性肿瘤的临床医生、患者及家属越来越多。

中医对肿瘤的认识，最早可追溯到殷周时代，甲骨文上已有"瘤"的记载，我国现存最早医书《内经》对肿瘤的病因、病理、病名及症状均有较为详尽的记述，并提出了肿瘤的发生与情志、外邪、饮食及正气虚弱等因素有关，历代医家对肿瘤的病因、病理及分类有进一步的论述和发展。

第一次使用"瘤"字是在宋代东轩居士的《卫济宝书》上，直到明代才开始使用"癌"字来统称乳癌及其他肿瘤。限于历史条件，中医对"癌"的认识，往往是将恶性与良性、肿瘤与非肿瘤性疾病混在一起，但对肿瘤病的认识则在逐步完善和提高，不但认为肿瘤的发生是外邪、七情、饮食、脏腑功能失调等多种病因综合作用的结果，而且亦认识到肿瘤的发生、发展是一个渐进的过程。还认识到如果早发现、早治疗，则可"保养不发"。这些认识同现代医学对肿瘤病的认识有着高度的一致性。

中医学认为肿瘤发生的原因，主要包括外因和内因两方面，所谓外因，包括外邪因素和饮食因素，其中外邪因素则又包括了天时、地理及环境，饮食因素则包括了热饮嗜酒、肥甘厚味、暴饮暴食、发霉不洁等内容。内因则包括精神因素、先天不足和脏腑虚亏。"七情"被认为在肿瘤发病及发展上起重要作用；"内虚"则被认为是肿瘤发生、发展的根本原因，强调内因重于外因。人体在被"七情"所伤或由于脏腑虚亏、气血失调等"内虚"的情况下，致癌因素外因作为变化的条件，通过"内虚"导致发病，即外因因素一定要在体内阴阳不和、气血亏虚和脏腑功能失调等内因因素的作用下，才会导致肿瘤的发生。如果机体各脏腑气血功能正常，阴平阳秘，虽有外因侵袭，"邪不能独伤人"，是不会发生肿瘤的。

中医药有着完整的理论体系。陆广莘教授曾说过，中医是理论医学，也就是说，按照中医理论，应该能够应对各种疾病，包括西医认为新出现的疾病，比如放射病，当年白俄罗斯核电站出事的时候，中医就去治了八千多人。陆老说："关键其实不在于治什么病，因为中医本身不是治'病'的。"因此，中医药治疗恶性肿瘤，主要就是在中医理论指导下，将通过望、问、闻、切四诊方法所得到的症状、体征（舌苔、脉象）进行综合整理、归纳、分析，辨别其病因病机，认清和掌握人体内动态平衡失调的状况，再进行"论治"，根据患者的内在动态平衡状态来进行组方用药，因此，中医治疗恶性肿瘤，是因人而异，而不是什么肿瘤用什么方药。这就是为什么同一种肿瘤，有的人要进行扶正，有的人要进行祛邪，有的要既扶正又祛邪，扶正中又有益气、养阴、补血、温阳之别。祛邪则更加复杂，诸如活血化瘀、理气化痰、温经散寒、软坚散结等。即使同一个人，在不同时期也常采用不同的方药来进行治疗。因此，可以说中医药治疗是最个体化的治疗。

在肿瘤临床中，经常有人会问，你的处方中有抗癌药吗？应该说既有，也没有。说有，因为处方中的药物是帮助肿瘤患者重建和恢复体内动态平衡的，体内动态平衡状态正常了，那么就起了抗癌作用；说没有，因为处方中的中药不可能去杀灭肿瘤。如果一味寻找哪一味中药能杀灭肿瘤，其实是不可能的，如果真的找到了，那一定不是中药。现在从中药中提取生产的众多抗癌药物，如去甲斑蝥素片、康莱特注射液、榄香烯注射液等，还能称中药吗？因此，中医药能治疗肿瘤，关键仍然是在调整人体的动态平衡，这就是中医药治疗肿瘤真正的作用机理。

中医药治疗恶性肿瘤历史悠久，积累了丰富的经验，创立了许多行之有效的治疗方法，如在《内经》中就提出了治疗肿瘤的原则："虚者补之""劳者温之""结者散之""坚者削之"。

这些原则实际上包含了外治法、内治法和针灸治疗。《后汉书》记载有"若疾发于内，针药所不能及者，乃令先以酒服麻沸散，既醉无所觉，因刳破骨，抽割积聚"，即手术治疗方法。明·王肯堂还提出"瘿瘤按之推移得动者，可用取法去之，如推之不动不可取"，提出了手术治疗的适应范围应在早期。对肿瘤治疗更广泛的则是内治法，辨证论治不仅是治疗疾病的原则，同样治疗恶性肿瘤也采用辨证论治原则。中医认为肿瘤的发生发展是在正气亏虚、脏腑功能失调的基础上，外邪与内因相合，引起毒根深藏，风火热毒相搏、气滞血瘀、气痰郁滞、寒凝成积而形成肿瘤，因此在治疗上提出了扶正固本、清热解毒、疏肝解郁、活血化瘀、理气化痰、温经散寒、软坚散结等方法，或一法单用，或数法合用。此外，还可采用针灸方法和外敷用药治疗，其目的是调整机体的失衡，重建新的平衡。

中医药作为中国传统的特色疗法，在当今恶性肿瘤的治疗中发挥着巨大的作用，有着其独特的优势，已成为现代治疗恶性肿瘤的重要方法。

中医药治疗恶性肿瘤整体调节与局部治疗相结合，扶正祛邪相结合，辨证辨病相结合，能够实现"带瘤生存"，能减轻或改善肿瘤患者临床症状和体征，提高肿瘤患者的免疫功能等，在稳定病情、改善症状、提高生存质量、减轻放化疗及靶向治疗的毒副作用、减轻手术后对机体的损伤及控制复发转移等的同时，可延长生存期。中医药治疗恶性肿瘤，近年来无论从基础研究还是临床研究，都取得了不少成绩。

中医药治疗恶性肿瘤还存在许多问题，如：中医学治疗恶性肿瘤仍以个案为主，尚未形成共识；中医药治疗恶性肿瘤的环境还不甚好，患者不相信中医药在治疗中的作用，被认为是可有可无，是"安慰剂"；中医药治疗恶性肿瘤还没有被充分认可，没有融入整体综合治疗中去，仍受到相当部分西医师的抵制；中医药治疗恶性肿瘤的时机常常较晚，往往是经过西医药反复治疗而缺乏疗效，或是多处转移，西医已无计可施，或是老年患者等西医无法再行"抗癌"时，治疗难度非常大；基层中医肿瘤医师，很少经过肿瘤的专业学习和培训，不利于中西医有机结合和整体治疗；中医药治疗恶性肿瘤也存在一些言过其实、任意夸大中医药疗效的现象，这种现象虽然不多，但影响很坏。

恶性肿瘤的综合治疗已受到医学界的重视。这里所说的综合治疗，实际上是指手术、放射和药物的西医治疗。但这种综合治疗是不够全面的，还应包括中医（含针灸、气功等）在内，是手术与放射、手术与化疗、放射与化疗、联合化疗、西医与中医结合治疗的真正的综合治疗。

中医药在恶性肿瘤治疗中的应用，在西医各类治疗前以扶正调理为主；在西医各类治疗进行中（手术除外）以消除毒副反应，即对症处理为主；在西医各类治疗后以扶正祛邪为主。因而中医药治疗是结合在各种治疗过程中的优势互补。

手术治疗恶性肿瘤功不可没，但手术可以引起创伤性出血，致使气血津液不足，机体免疫力低下。周身乏力、消瘦、局部肿胀疼痛是手术的常见症状。

手术作用于不同器官，可导致相应组织器官功能障碍。如手术后，可能脾的运化功能和胃的腐熟和降功能下降，因而造成胃肠功能紊乱，可见食量减少、食欲减退、厌食油腻、恶心、嗳气、吞咽困难、腹胀、腹痛、腹泻、便秘等消化系统症状；可使肺的宣发肃降功能下降，而引起咳嗽、声嘶、声不能出、胸闷胸痛、气短、喘息等呼吸系统症状；可使肾与膀胱的气化和排泄功能下降，而造成尿少、排尿困难、尿闭、尿频、尿急、尿痛及尿不禁等泌尿系统症状；脑瘤术后，可见肢体麻木、瘫痪、抽搐、记忆力减退等神经系统症状。

研究表明，如果肿瘤不能彻底切除（在医学上称为姑息性切除），残余的肿瘤在手术后不久便加速生长，比术前生长速度还要快，有的还可转移到其他器官。

目前，肿瘤治疗，手术为首选方法。对局限性肿瘤，单用手术方法有时即可治愈。胃癌、肺癌、乳腺癌等，以手术为主，中西医结合治疗效果较好。恶性肿瘤患者患病后，出现消瘦、低热、食欲不振等，一旦查实患恶性肿瘤，患者的体质状况都较差，此时应抓紧在手术前进行中医药调理，常用党参、白术、茯苓、沙参、黄芪、鸡内金等，可增强体质，为手术创造条件。

恶性肿瘤患者，手术治疗可加重气血损伤，气阴两虚，或气血两虚，出现疲倦乏力、自汗、纳少、腹胀等症，手术后采用补益气阴、醒脾开胃等法治疗，常能较快消除症状，为术后治疗与康复打下基础。术后半月内即给予中药调理，重用黄芪、党参、茯苓、天冬、沙参、石斛、五味子等，配以瓜蒌、枳壳、谷麦芽、莱菔子等药，能改善食欲，恢复体力，为开展术后化疗创造良好条件。视情况可应用直接对癌细胞有抑制作用的中药，如半枝莲、冬凌草、王不留行、三七等。

放射治疗是肿瘤综合治疗的重要手段之一。长期以来，放射治疗是不少癌症的主要治疗方法。放疗治疗肿瘤能使肿瘤瘤体缩小或消失，但其给患者带来的副作用，会降低恶性肿瘤患者的生活质量。如放射性肺炎出现顽固性咳嗽、胸闷、气短、胸痛等；放射性咽喉炎及口腔炎可见明显咽喉干燥、溃烂、疼痛等；放射性食管炎可引起进食困难，或进食时胸骨后疼痛，胸闷等；放射性直肠炎则可见腹泻、便秘、便血、里急后重、大便难下或排便不净等；放射性膀胱炎可见尿频、尿急、尿痛、尿灼热感、血尿、小腹抽掣样疼痛等；放射性皮炎则见皮肤红肿热痛、溃破坏死等。

放射治疗可阻止细胞分裂，达到治疗的目的。中药调理能改善贫血、白细胞和血小板偏低，放疗前通常采用益气养血、补益肝肾的方法调治，常用生黄芪、当归、太子参、茯苓、白术、白芍、熟地黄、女贞子、枸杞子、仙茅、淫羊藿、绞股蓝等，以创造能承受放射治疗的身体条件。

由于放疗对肿瘤无选择作用，对周围健康组织有损害，可出现恶心、厌食、呕吐、头痛和乏力等，致白细胞和血小板减少，出现口渴咽干、烦热、盗汗、夜寐不宁。放疗时可采用健脾和胃、益气养阴方法，常用生黄芪、北沙参、白术、麦冬、茯苓、竹茹、旋覆花、代赭石、鸡内金、山楂、谷麦芽等；对影响周围血象的，给予益气补血、滋补肝肾的方法，药用生黄芪、太子参、鸡血藤、女贞子、枸杞子、菟丝子、山萸肉、当归等；对热邪伤阴的患者，可应用滋阴清热解毒的方药，如生地黄、玄参、麦冬、知母、芦根、川连、石斛、山豆根、白英、枸杞子等药。

放疗后中医药的治疗应采用扶正与祛邪相结合的方法进行，扶正以滋阴益气、补益肝肾为主，可选用黄芪、太子参、冬虫夏草、灵芝、北沙参、枸杞子、女贞子、山萸肉、熟地黄等；祛邪抑癌抗癌，可选用半枝莲、半边莲、喜树、金锁银开、土茯苓、白花蛇舌草、蜂房、猫爪草等。

化疗是对恶性肿瘤的全身治疗，应用范围较广，但其毒副反应较大，让人难忍受，甚至会出现"反作用"。化疗的毒副反应，主要影响心、肝、脾、胃、肾的功能，而使免疫力低下，生活质量下降。

化疗前改善贫血，增强体质，稳定患者的内环境，提高抗病能力，这非常重要。中医主要采用扶正为主的方法，健脾益气，滋补肝肾，常用药物有黄芪、白术、茯苓、党参、太子参、女贞子、枸杞子、菟丝子、冬虫夏草、山萸肉、绞股蓝、熟地黄、首乌、龙眼肉等。

多数抗癌药物毒性较大，安全系数较低。如出现食欲减退、恶心、呕吐、腹痛、肝功能损害、影响周围血象等。化疗出现的副反应，除随时调整饮食外，中医药的治疗主要是对症处理。如常见的上消化道反应，常用健脾和胃、降逆止呕等方法，常能取得较好的疗效，可选用旋覆代赭汤、橘皮竹茹汤、六君子汤等加减。

由于肿瘤的内科治疗是长期持续性治疗，直到不再需要

（治愈）或失去效果（复发或恶化）为止，一个疗程结束后应有 1~3 周的间歇期才能开始下一个疗程。化疗后治疗，实际是化疗间歇期的治疗。大多数抗癌化疗药物，均有明显的骨髓抑制作用，出现白细胞、血小板、血红蛋白下降，表现为气血两虚、气阴两虚、肝肾亏虚等症状，且恢复很慢，因而化疗一个疗程后，应治以益气养阴、滋补肝肾，常用黄芪、太子参、当归、沙参、女贞子、枸杞子、紫河车、山萸肉、龟甲胶、鳖甲胶、阿胶、生熟地黄、冬虫夏草、灵芝等药，以利于机体恢复，便于进行下一疗程的化疗。

此外，对化疗引起的其他副作用，如中毒性肝炎、泌尿系统反应、皮肤瘙痒、脱发以及对心脏的损害等，均应发挥中医学辨证论治的特长，予以积极及时的治疗。还应值得注意和重视的是对于化疗难以持续进行者，除应用益气养阴、滋补肝肾法外，不能放松对残存癌细胞的清除，宜加用直接有抗癌抑癌作用的中药，如半枝莲、喜树果、猫爪草等，以期达到延长生命、提高生存质量、减轻病痛的目的。

免疫治疗的副作用，常见血细胞减少、消化道反应等，但症状多不重，采用相对应的辨治即可。

靶向治疗的主要副作用是皮损以及一种莫名的不适感。皮损的治疗主要是清热解毒、凉血利湿等。

在第 35 届欧洲肿瘤内科学会大会上，时任大会主席的克尔教授，在接受《中国医学论坛报》记者采访时说："最严峻的挑战莫过于我们拥有的治疗方法仍然不够完善……没有任一种单一治疗手段会作为'终极'方法，我认为最好的癌症治疗模式是团队治疗。"

吴孟超院士认为，西医注重局部治疗，中医重视整体调理。中西医结合，辨证论治，才能够显著提高肿瘤患者的疗效。

孙燕院士认为，中医的"辨证论治、同病异治、异病同治、关注个人、以人为本"等观念，应该作为有中国特色临床肿瘤学的组成部分。在恶性肿瘤防治这一领域内，我国学者有可能做出特殊的贡献，这就是中西医结合。

中医药治疗恶性肿瘤是我国肿瘤治疗的特色之一，随着中医药加入西医综合治疗恶性肿瘤的行列，中医药在治疗、调节、调整因手术、放疗、化疗而带给患者的种种不适中，正在发挥着巨大的作用，为延长生命期，提高生存率、生活质量起着积极的作用。这个作用，就是恢复和重建人体内的动态平衡。中医药不是追求特异性对抗恶性肿瘤的方法，而是紧紧依靠人体具有的强大自我抗病能力、自我修复潜力、自我调节功能，去帮助、调节和推动人体实现自我修复的能力。相信随着对中医药治疗恶性肿瘤作用认识的深入，中医药对恶性肿瘤的治疗将发挥更大的作用。

第三节　治标法在晚期恶性肿瘤治疗中的应用

晚期恶性肿瘤患者大多预后不良，由于患者体质虚弱，手术、放疗及化疗一般均难以接受，生存质量很差，笔者试用治标法治疗晚期恶性瘤患者，收到一定效果。

一、发热

晚期恶性肿瘤患者，常出现原因不明而且非常顽固的发热，即所谓的"癌热"。现代医学对癌热产生的原因尚未完全明确，认为可能与肿瘤坏死组织的吸收、患瘤器官代谢失常或肿瘤组织自身存在炎症等有关。中医认为癌热有虚实之分，实证往往与热毒积聚、气滞血瘀、痰湿凝结有关，虚证则与气血亏虚、营阴脱失等有关。发热常严重影响患者的生存质量，西医药治疗效果不理想，而中医药若辨治得当，可获一时之效。

1. 退实热病案

实热多由癌瘤组织压迫或阻塞邻近器官，引起继发感染，或由于癌瘤组织坏死吸收所致，由于邪无出路，往往表现为弛张高热，经久不退，口渴身热，汗出不解，溲黄，便干或秘结，舌绛唇焦，苔黄，脉滑数或弦数。治当苦寒直折，清热泻火解毒，给邪以出路。

岑某，男，67岁，患胆总管癌，1999年10月21日初诊。

巩膜及全身肌肤黄染明显，伴有发热，溲黄，大便秘结，口渴身热，纳谷减退，舌质红，苔黄燥，脉弦数。辨证属黄疸，阳黄。治拟清热解毒，利胆退黄。方用茵陈蒿汤加减：茵陈30g，制军10g，焦山栀12g，金钱草30g，虎杖根20g，山芝麻20g，生石膏30g（先煎），水牛角15g（先煎），黄连6g，黄芩12g，知母12g，赤芍12g，生地黄15g，海金沙20g。随症加减，共服用近两个月，热退，全身黄染明显改善，大便正常，纳谷增加，检查肿瘤依然，但生存质量已大大改善，约半年后病故。

2. 退虚热病案

虚热既可由感染所致，也可因非感染而引起，或由于癌组织代谢物吸收引发。患者由于久病，体质虚弱，往往表现为潮热，骨蒸盗汗，五心烦热，口干舌燥，干咳咯血，小便短赤，或精神倦怠，舌淡无味。前者为阴虚发热，可选用大补阴丸、六味地黄汤等治疗；后者为气虚发热，可选用补中益气汤治疗。临床以阴虚或气阴两虚发热为多。

陈某，女，47 岁，患结肠癌已两年，1999 年 4 月 13 日初诊。

盗汗骨蒸，时感潮热，五心烦热，大便干燥艰难，舌质红绛，舌面如猪肝，脉细数。此癌肿日久，耗阴损液，治拟养阴清热解毒。处方盐黄柏 12g，肥知母 12g，炙鳖甲 20g，生地黄 15g，银柴胡 10g，地骨皮 12g，熟大黄 10g，牡丹皮 10g，山萸肉 10g，青蒿 15g，胡黄连 10g，白花蛇舌草 30g，无花果 20g。调治二月余，诸症均明显好转，潮热消退，嘱常服六味地黄口服液，至今一般情况尚好。

二、疼痛

癌症的晚期多伴疼痛，癌性疼痛给患者肉体和精神上带来极大痛苦，严重影响患者的生存质量，止痛为缓解病情或减轻痛苦最为关键的一步，甚至比延长生存时间更为重要。中医药治疗癌性疼痛，药物除具有直接止痛作用外，还具有调节机体免疫功能和抑制肿瘤细胞的作用，因此也常有较为理想的效果。

胡某，女，67 岁，患乙状结肠癌，1999 年 5 月 6 日初诊。

左少腹可扪及肿块，以痛且胀为主，时急时缓，甚则少腹疼痛胀满，大便不通，纳谷不思，痛楚难忍，邀余会诊。选用木香槟榔丸化裁，加用元胡止痛胶囊口服，竟获良效，至今已一年余。少腹痛胀，嘱服元胡止痛胶囊、开胸顺气丸常能缓解，虽左下腹肿块仍在，但已感满意。

三、呕吐

呕吐常见于消化道肿瘤，尤其是胃、食道部位的恶性肿瘤。究其原因，一是肿瘤形成后，虽尚未阻塞通道，但由于保护性条件反射，进食时局部挛缩而致呕吐，一般食入即吐，多见于食道肿瘤，属中医噎膈范畴；一是由于肿瘤不完全阻塞或完全阻塞食物通道，而出现朝食暮吐，暮食朝吐。采用和胃降逆止吐法治疗，也能起缓解作用（对于完全阻塞者疗效差）。

吴某，女，78 岁，胃癌晚期，1998 年 10 月 9 日初诊。

患者半个月来，出现食则呕吐，完全依靠大量输液维持，痛苦难言，不愿再接受治疗。未试服中药，拟旋覆代赭汤加减 3 剂，竟有起色，再进 5 剂，患者能进食稀饭，精神渐渐转好。如此随症调治，甚少呕吐，食量渐增，一餐能进米饭 200g，且能下床自理生活，偶遇呕吐，吐出量也不多，基本达到减轻痛苦、提高生存质量的目的。

晚期恶性肿瘤患者大多体质虚弱，有相当一部分患者非但失去手术治疗的机会，而且大多经历过多程放化疗，更由于恶性肿瘤对机体的侵袭和损害，导致体质更加虚弱，免疫力下降，已无法或不愿再接受放化疗，甚至不愿接受西医的支持疗法。中医中药具有灵活可变、针对性强、药价低廉、副作用小的优势，已成为此类患者的主要治疗手段之一。治病求本作为中医的一个重要原则，但对于晚期恶性肿瘤患者，中医药是否也强调治标的治疗。治标虽不能对恶性肿瘤的生长有所控制，但确能起到缓解症状，提高生存质量，延长带瘤生存时间，这既符合中医治疗恶性肿瘤的特点，也更能充分体现中医药治疗的优势。

第四节　重视癌前病变的临床意义

恶性肿瘤是当今世界上危害人体健康最严重的疾患之一。迄今，对恶性肿瘤的治疗尚未取得令人满意的效果，病期越晚，治疗越难，预后也越差。因此，肿瘤的早期发现、早期诊断、早期治疗已被越来越多的人重视，但是有些早期肿瘤尚未有满意的治疗方法，现有的治疗措施还不能终止其自然发展的进程。所以林吉品老师认为，应用已有的、有前途的医学知识开展防治，加强对癌前病变的认识和重视，要比期待中的基础研究的突破有更大的实效。

现有研究资料表明，癌症的发生，要经过一个从量变到质变的癌变过程，世界卫生组织（WHO）称癌前病变为癌的前兆变化，并将其分为癌前状态和癌前病变两大类。

癌前状态是一个临床概念，因此也可称为癌前疾病，是指一些发生癌变危险性明显增加的临床情况或疾病，例如慢性萎缩性胃炎、慢性胃溃疡、胃息肉、残胃炎等相对说容易发生胃癌。而癌前病变则是一个组织病理学概念，是指较相应正常组织或其他病理改变更容易发生癌变的组织病理变化，例如胃黏膜上皮异型增生和肠上皮化生中的不完全性结肠型增生、宫颈上皮的异型增生等均容易恶变为癌。癌前状态和癌前病变是两个不同的概念，分别代表了不同的临床概念和病理概念，但它们之间又是相互联系的，例如慢性萎缩性胃炎是癌前状态，而在此过程中出现胃黏膜上皮异型增生，或不完全性结肠型增生则是癌前病变，因此癌前状态常伴有癌前病变，这种病变本身虽不是肿瘤或者是真的原发性增生，但它有变为恶性肿瘤的危险，是恶性肿瘤的前驱，因此可以认为该病变的出现与恶性肿瘤发生率增高有关。

癌前病变是恶性肿瘤发生过程中的一个阶段，这个阶段也可称之为前兆变化，这一变化仅仅是具备了转变为癌症的可能，而不是所有的癌前期病变最终都转变为癌，所以是一个非特异性过程。细胞的恶变机制至今尚未阐明，一般认为是外界的或内在的某些因素影响细胞的基因，或激活原癌基因，或抑制抑癌基因所致，也可能是多种因素、多种机制综合作用，影响调控细胞的生长、分化的基因表达与变化的结果。

细胞发生恶变多数经历三个阶段，即启动阶段、促进阶段和演进阶段。启动阶段多发生基因突变，但细胞表型仍正常，此阶段属于癌前病变，如进一步发展，增生的细胞在形态上已有明显恶性特征，但未出现浸润性生长，病变停留在原来位置上，临床上可能没有明显的症状，肉眼也看不出异常改变，不过癌细胞已形成。演进阶段实际上是促进阶段的进一步发展。因而可知，正常的细胞转变为肿瘤细胞，并非一代细胞的突然变化，往往要经过较长时间，通常须用年来计算。据此说明癌前病变的存在，为恶性肿瘤的形成打下了一个基础，不是癌，但实实在在是癌的前兆变化。

癌前病变是一个既不同于一般良性病变，又不同于恶性肿瘤，但又存在着一定联系的一种病变，而这种病变存在时间较长，可以有症状出现（非特异性症状），也可以无症状出现，但均可以采用必要的检查去获知。

除传统的望、问、闻、切四诊可以去获知外，现代科技的发展，更是提供了更多的获知手段和方法。由于癌前病变主要是指人体某些上皮组织的增生性改变，因此可应用内镜检查去获知，如通过内镜对胃的检查，可以获知慢性萎缩性胃炎、慢性胃溃疡、胃内息肉等癌前疾病。通过组织病理学检查，可以获知慢性萎缩性胃炎、肠上皮化生、异型增生等情况。免疫组化和分子生物等新技术的应用，为癌前期病变研究更是提供了有力的手段，癌前病变是比较容易通过并不特别的手段和方法去获知的。

癌前病变是一个由量变到质变的过程，开始有基因的异常、遗传物质的变化、细胞动力学改变及免疫物质形成等，之后经过一系列相继转化而变成癌。癌前期的细胞具有可逆性，可向原位癌发展，经过治疗也可逆转为正常细胞。

癌前病变的治疗包括中西药物的治疗和手术、物理的治疗。手术的治疗在某些癌前病变中有着非常好的疗效，如子宫内膜癌前期病变，年龄在 40 岁以上时，可行全子宫及附件切除；卵巢交界性肿瘤 I 期患者，可行保守手术，且不需化疗；胃黏膜重度异型增生或与癌鉴别有困难时，以手术治疗为宜；胃溃疡、胃息肉经活检诊断为重度异型增生者，乳腺癌前期病变伴有导管上皮异型增生者，亦均以手术治疗为宜。上述手术由于不同于肿瘤手术，对组织器官的损伤远低于肿瘤手术，且效果较好，因而易被患者接受。

相对手术来说，药物治疗一般被患者更乐于接受，如慢性萎缩性胃炎、肠上皮化生、轻中度异型增生。子宫内膜癌前期病变、年轻且有生育要求的患者等，使用药物治疗既有较好的疗效，又容易被接受。

大量资料表明，中医药在治疗癌前病变中有充分的优势，特别是对胃癌的前期病变治疗，西医尚无有效的治疗药物，而中医则取得了明显的进展。如李玉奇教授攻关研究的中药阻癌冲剂治疗胃的癌前病变，其治愈率为 30.2%，总有效率为 83.7%，明显高于对照组，差异极显著。

对癌前病变予以高度重视，对防治恶性肿瘤具有很大的临床意义。对癌前病变要贯彻"三早"思想，即早期发现、早期诊断、早期治疗，及时阻断其向癌的发展。由于癌前病变不出现特异性症状，因而对于那些患病时间较长，反复发生的患者，虽症状不严重，也不能轻易放弃相关检查。由于症状不严重，对已获知患癌前病变的患者，医者应将后果及防治措施告知患者，使患者引起足够重视。对癌前病变患者应采取合理的治疗，既要防止认为癌前病变发展成癌需要一较长时期，并且有一部分患者不经治疗也可自然消退或长期维持原病变状态，而不进行积极的治疗，贻误病情，又要防止认为癌前病变较其他病变有较高的癌变率，从而采取过度的治疗措施，造成不必要的损害和心理压力。对癌前病变患者，应进行随访，指导其做定期检查，便于早期发现恶变病例。

中医药治疗癌前病变虽有充分的优势，也取得了可喜的前景，但疗效尚有待提高，仍需不断摸索总结。

第五节 带瘤生存的临床意义

恶性肿瘤即通常所说的癌，是严重危害人类健康与生命的常见病，因而得到了人们的高度重视，在治疗上也不断取得可喜的成果。但由于对许多癌瘤的病因和发病机理尚未完全清楚，又缺乏有效的治疗方法，因此攻克癌症仍需时日，所以，如何对待患者带瘤生存就显得更加重要，设法让癌瘤患者带瘤延年在临床上显得更有意义。

目前大多数学者认为细胞癌变与癌基因调控及突变有关，对任何一种癌变物质来说，癌变发生在基因水平上。对这种认识又有两种不同的观点：有认为癌变是由于致癌物质使细胞的遗传物质和细胞核内的脱氧核糖核酸（DNA）的结构发生改变，使原癌基因激活与抗癌基因丢失或功能失活，正常细胞才能转变为癌细胞。根据目前对基因的认识和技术水平，这个过程是难以恢复的。也有学者认为癌瘤是一种细胞分化障碍引起的疾病，癌变可能是由于基因表达的异常，不一定存在基因的结构改变，因而认为癌变是可以逆转的。实际上，上述两种可能性都是存在的。

现代医学还认为，恶性肿瘤的生长、转移过程必须与宿主之间有充分的相互作用，癌细胞的增殖并不是直线加速的，而且具有一定的阶段性，大部分早期癌症，是没有被发现的。达特茅斯大学临床医生评估中心研究员布莱克说："尸体解剖结果表明，在40~50岁的妇女中，有39%的妇女乳房内有肿瘤存在，46%的60~70岁的男性患者有前列腺癌。……如果他们生前被查出来的话，全都是乳腺癌或前列腺癌……然而，在实际生活中，相应年龄段的人群，这两种癌发病率为1%。"

以上认识和研究表明，恶性肿瘤患者的带瘤生存是客观存在的，可以发生在癌细胞难以逆转或可以逆转的患者身上，也可以出现在至死也没有被发现而实际上确有癌瘤的人身上。带瘤生存可以是知晓的，也可以是不知晓的；可以是有症状的，也可以是无症状的；可以是接受过治疗或正在接受治疗的，也可以是从未进行过治疗的。从而有如下推论：机体的反应性对癌症治疗至关重要，它决定宿主的最后命运；癌的自然生长速度是可变的；许多早期癌症并不具备临床治疗意义；有效的治疗并不需要肿瘤的完全消退。这一推论，为认识目前临床和实验室一些不能解决的现象，尤其为中医药治疗恶性肿瘤，使患者能带瘤生存这一特点，提供了新的研究思路，也对患者建立了治疗信心。这种思路对临床治疗癌瘤是有益的。

由于恶性肿瘤给人类带来的严重后果，对恶性肿瘤的防治已成为当今世界医学领域中重要的研究课题。目前西医对肿瘤的治疗比较肯定的方法有手术治疗、放射治疗、化学治疗。手术治疗虽能对一些早期的实体癌瘤的治疗取得较好的效果，但手术治疗不能解决远处转移，对晚期肿瘤的效果就差，特别对于那些已有广泛转移的肿瘤。手术治疗往往不能延长患者的生存期，而且手术切除主要肿块后，由于负反馈的作用，一些残存的处于休止期的细胞可以进入增殖周期。放射治疗实际上仍是一种局部治疗，不能完全消除癌瘤。化学治疗虽是一种全身疗法，可以稳定病情，减缓癌瘤的发展，但它只能按一定比例杀灭癌细胞，如临床上取得长期缓解的病人，体内仍残留有 10^6 个癌细胞（重约 1mg），这一数量的癌细胞仍可复发，重新增殖。如想用药物来杀灭这残留的癌细胞，实际上是难以实现的。因而西医在上述三种单一治疗的基础上，逐步过渡到综合治疗，从而提高了治愈率和生活质量。但到目前为止，仍不能解决三个方面的问题，即局部治疗不彻底，在不成功的治疗后局部复发、远处转移，机体免疫功能降低。尽管西医对攻克癌症方面不断进行诸如"癌细胞自杀疗法""血管收敛疗法""抗酶疗法"和"基因疗法"的新尝试，并认为基因疗法是迄今最有希望攻克癌症难关的一种方法，但目前只处于初级研究阶段。

中医药治疗恶性肿瘤，经过历代医家不懈的探索，对其病因病机，诊断治疗有了不断深入的认识。癌瘤形成尽管有诸多的因素，但比较认可"邪之所凑，其气必虚""正气虚则成癌"的说法，认为恶性肿瘤是全身疾病的局部反应。因而在防治癌瘤上，常以扶正祛邪为主导，注重分析邪正双方力量的对比，或以攻为主，补为辅，或以补为主，攻为辅。只要按照中医学理论，谨守病机，辨证确当，施治得宜，方药精当，疗效毋庸置疑，较之西医单纯着眼于"攻瘤"要优越得多。如果抛开辨证论治原则，就不能取得相应的疗效，如从基础到临床研究得较深入的健脾益肾冲剂，对乳癌的疗效不如胃癌，其原因是胃癌的脾虚为主，而乳癌患者则以肝郁为主。另外，实验研究表明，许多中草药对癌细胞虽有不同程度的杀伤作用，但所需浓度较大，除局部用药外，其他途径难以使恶性肿瘤局部达到如此高的药物浓度。

根据中西医治疗的实践，无论是西医、中医、中西医结合，要完全杀灭癌细胞、消除肿瘤在目前还不可能，若一味使用抗肿瘤药物，无论使用何种方法，结果癌瘤可能缩小，但患者正气大衰，导致"癌瘤未消人先亡"的后果，因此，"见瘤不治瘤"、不被"肿瘤"所迷惑，对于提高癌瘤患者的生存质量，延长带瘤生存的时间，应该说更积极，更灵活，更有效，这也正是中医药治疗肿瘤的特色和优势所在。

综上所述，带瘤生存在临床上具有很大的意义，明确带瘤生存有利于调动医患双方的治疗信心和积极性，临床治疗不应以肿瘤是否消退作为治疗目的，而应以宿主的机体反应性来确定中医的治疗原则，判断癌瘤治疗效果不应以肿瘤是否消退为依据，应以癌瘤患者生存质量来判定。延长癌瘤患者生存期和改善生活质量，重视姑息和支持治疗是当前受到广泛重视的一个方向。

中医治疗癌瘤应以中医理论为指导，强调整体观念，注重辨证论治，或同病异治，或异病同治，着重于消除肿瘤产生的内外境因素，重视机体的反应性对癌症的治疗尤为重要，利用中药的偏性，调整患者的机体状况，调动内在抗病力，才能充分体现中医治疗的优势。

第六节 中医药应对肿瘤转移复发的思考

一、肿瘤发病现状

1. 2013 年 12 月 12 日世界卫生组织在日内瓦发布报告称，全球新发癌症病例在 5 年中猛增了 11%，2012 年的新发病例达到 1410 万例。

2. 2013 年 4 月 8 日中国新闻周刊报道，我国每年新增癌症病例 312 万人，每天有 8550 人诊断为癌症患者。

3. 宁波市疾控中心报告，2012 年宁波市平均每天有 47 例新发癌症病例。

二、肿瘤研究和治疗中发现的问题

1. 美国尤洛斯·阿特加领导的研究小组称，抗癌疗法可导致癌细胞复活和生长这一现象已得到普遍认可。放射治疗、化学治疗和手术治疗都曾导致过癌症复发。

2. 加拿大安大略麦克马斯特大学的马·诺曼·莱文教授称，多项研究表明，使用化疗和放疗等治疗手段与癌症复发率的升高存在关系。

3.《癌症研究》杂志发表文章认为，动物实验表明，用环磷酰胺对癌细胞预处理可诱导癌转移，并认为这是"化疗的副作用"。

4. 汤钊猷院士说，我们发现很多旨在"消灭肿瘤"的常用疗法，如外科手术，尤其是不彻底的外科手术，放射治疗，化学治疗，甚至最新的抗血管生成为目的的分子靶向治疗等，都有促进残癌转移的作用。

他同时指出，动物模型研究发现，姑息性（肝癌）切除可能促发残癌细胞的侵袭转移，放疗对于癌细胞的影响更为复杂，最初两天内癌细胞生长停止，但30天后却发现癌细胞的肺转移倾向竟然比那些"休养生息"的肝癌小鼠更高、更活跃。

三、肿瘤的转移和复发

1. 转移

转移是指恶性肿瘤细胞离开原发部位，通过血液、淋巴管或直接扩散到不连续的组织器官中继续生长，形成与原发肿瘤病理类型相同的肿瘤。

转移是恶性肿瘤的基本特征之一，未经治疗的癌症患者最终多死于癌转移；经治疗的患者，无论手术治疗、放疗或局部化疗，治疗后的转移率都很高。

2. 复发

复发是指肿瘤再次在体内出现。有两种不同的性质：复发病灶来源于原生切除的肿瘤即漏网的癌细胞，这实质上也应属于"转移"。另外长出一个新的肿瘤。

3. 相关报道

据资料统计，60%以上肿瘤患者于初次诊断时已发现有转移。美国《国际先驱论坛报》曾撰文报告说"有90%的癌症患者死于癌细胞的扩散"。有人报道，76%的患者在复发转移以后的两年内死亡，预后极差。美国佛蒙特大学的玛丽·伍德教授在2013年美国临床肿瘤学会年会第一次会议上称每五名癌症治愈者中就有一人复发。

四、肿瘤复发、转移的一些新观念

1. 癌转移是全身性疾病。癌转移与癌症的复发，是外部环境与机体相互作用的结果，患者的情绪、饮食、活动以及各种治疗等，可影响癌转移的潜能。

2. 癌转移潜能源于原发癌。研究发现，癌转移不是癌的晚期现象，早期时癌症也可以有很大的转移潜能，该潜能主要来源于原发癌，但在其进展过程中受内外因素包括微环境等的影响可逐渐增强，所以转移防治应抓源头、抓整体。

3. 癌转移相关的分子不仅可以从癌细胞中去寻找，还可以从癌所处的微环境（包括血管内皮细胞）中去寻找。全身状况包括免疫状况与癌转移有密切关系，改变全身状况，就可能改变癌相关的微环境，从而影响癌的转移能力。

4. 癌转移的分子预测指标和多分子预测模型难以获得百分之百正确。

5. 癌转移潜能是可变的——可变坏，也可变好。过去认为癌转移的能力只会越来越厉害，现在的研究证明，转移能力受周围环境的影响，可双向改变。

6.抗炎治疗有助于抑制癌转移。过去认为发炎和癌转移完全是两码事，但近年研究发现，炎症与癌症关系密切，一些抗炎治疗剂，在癌转移治疗上也可能有用。

五、中医药对肿瘤转移复发的认识——病因

1. *虚*

《灵枢·百病始生》云："其中于虚邪也，因于天时，与其身形，参以虚实，大病乃成，气有定舍，因处为名。"

"虚邪之中人也，始于皮肤，皮肤缓则腠理开……留而不去，则传舍于络脉……留而不去，传舍于经……留而不去，传舍于输……留而不去，传舍与伏冲之脉……留而不去，传舍与肠胃……留而不去，传舍与肠胃之外，募原之间，留著于脉，稽留而不去，息而成积。"

2. *寒*

《灵枢·百病始生》云："积之始生，得寒乃生，厥乃成积也。"

"胫寒则血脉凝涩，血脉凝涩则寒气上入于肠胃……日以成积。"

"卒然外中于寒……温气不行，凝血蕴里而不散，津液涩渗，著而不去，而积皆成矣。"

3. *瘀*

《灵枢·百病始生》："阳络伤则血外溢，血外溢则衄血，

阴络伤则血内溢，血内溢则后血，肠胃之络伤，则血溢于肠外，肠外有寒汁沫与血相搏，则并合凝聚不得散而积成矣。"

4. 毒

《卫生宝书》："癌者……毒根深藏，穿孔透里。"

《诸病源候论》："翻花疮者，由风毒相搏所为……其头破则血出，便生恶肉，渐大有根……恶肉翻出……如翻花形。"

5. 其他

气滞、痰凝等均系成因。

六、肿瘤转移复发的症状

1. 周身疲惫不适，或仅有两下肢酸软乏力，见于多种肿瘤要综合考虑。

2. 咳嗽，干咳，呛咳或咯痰，痰中带血丝，胸闷，胸痛，气短，气喘，动辄心慌，不明原因的发热等，则肺、纵隔、胸膜、心包肿瘤等可能性大。

3. 头痛，头晕，记忆力下降，思维障碍，视力减退，复视，幻视或偏盲，语言障碍，一侧肢体麻木或伴无力，或共济失调，则脑转移或复发可能性大。

4. 右胁下不适，或稍有刺痛或胀痛，有时上腹满闷，食后加重，或轻度腹胀，食欲不振，腹泻，全身疲怠乏力等，则肝转移可能性大。

5. 椎体、骨盆、颅骨、肋骨以及四肢近端等进行性持续性深部疼痛，并伴有局部压痛，则骨转移可能性大。

6. 鼻塞，鼻流血涕，或鼻腔内结有血痂；耳鸣，听力下降，耳内闭塞感；患侧头痛，复视，喝水易呛，吞咽有梗噎感及声音嘶哑等，则鼻咽癌肿瘤可能性大。

7. 食欲差，咽下时胸骨后不适，食管内烧灼感，或轻度梗噎等，则食管癌可能性大。

8. 胃脘饱胀不适或隐痛，泛酸，食欲减退，厌油腻，恶心，嗳气，腹泻等，则胃癌可能性大。

9. 腹胀或腹部不适或隐痛，排便不畅，或里急后重，腹泻或黏液血便，便次增多等，则大肠癌可能性大。

10. 无痛性血尿，尿急，尿频，尿痛，腰酸，小腹痛，肛门下坠，大便排不净，下肢浮肿等，则膀胱癌可能性大。

七、肿瘤转移、复发的中医指征

1. 舌象的变化

（1）舌色青紫晦暗，瘀斑点出现或加重，在治疗后未见消失或又加重，提示转移、复发可能。

鼻咽癌患者此类舌象变化出现率最高。有人统计高达48.1%，5年死亡率为42.5%，未见青紫者仅19%。

（2）舌下脉络异常、青紫、瘀阻明显，提示转移、复发可能。

（3）舌体不正，伸舌时偏斜于一侧，脑部肿瘤术后复发可能性大。

2. 消瘦、神疲倦怠、面色萎黄等，可为癌症手术后转移与复发的指征。

3. 身体任何部位出现的癥积，常见部位为颈部、锁骨上、腋下、乳房、腹股沟、皮肤等，提示复发、转移可能性大。

4. 腹部膨隆，为转移的指征。

5. 声音嘶哑或声不能出，也可作为癌症转移、复发的指征。

6. 眼睑下垂，瞳孔缩小，眼球内陷等，可能是纵隔转移瘤造成。

7. 表情淡漠、反应迟钝，嗜睡，口眼㖞斜，半身不遂，为脑转移或复发的指征。

8. 黄疸，常为肝、胆、胰腺等转移或复发的表现。

八、肿瘤转移、复发的中医药应对

1. 扶正固本

恶性肿瘤自始至终均表现出正气被癌毒损耗的证候。肿瘤的产生和发展均本于正虚，因此扶正固本是治疗肿瘤基本法则，宜贯穿治疗始终。从整体而言，宜补气血阴阳、五脏之气，但以补肾、脾、肺三脏为主。

2. 清热解毒

癌毒是导致恶性肿瘤发生和发展的根本原因之一，因此清热解毒须贯穿整个治疗过程。

3. 活血化瘀

全身或局部的气滞血瘀或痰气凝滞是肿瘤扩散和转移的基本病机，因此活血化瘀、理气化痰均系常用之法。

九、结语

肿瘤的转移和复发，全身及局部的阴阳气血之虚是必要条件，气滞、血瘀、痰凝是外在因素，也是转移、复发的重要病机。

此外，肿瘤转移、复发还与环境、气候、个体的体质因素以及生活习惯等有关。因而在肿瘤转移、复发的防治上，应采用扶正、祛邪、扶正祛邪的治法。具体应用应视不同情况，辨证分型，确定具体治疗措施。

肿瘤的转移和复发，是全世界肿瘤防治工作者所共同面临的科学难题，中西医均缺少有效防治转移、复发的办法，但同时又是必须面对的现实。所以防治术后复发、转移应该是我们研究的一个重要方向。

第七节　对中医药治疗恶性肿瘤时限的思考

恶性肿瘤为一种慢性疾病，已得到普遍的认同。对于恶性肿瘤的治疗，也从斩尽杀绝逐渐转向更理性、更加对患者生存有利的方向发展。中医的"辨证论治，关注个人，以人为本"的观念，得到更多人的认可，中医药对恶性肿瘤的治疗时限被更广泛地关注。

一、现代医学对肿瘤诊治的简要回顾

1. 早诊

（1）开创了验血诊断癌症新局面，主要有 AFD、CEA、CA19-9、DSA，使 20 世纪对恶性肿瘤的诊断水平得到了大幅度的提高，也对大幅度提高恶性肿瘤的疗效起了里程碑式的作用。

（2）CT、MRI、PET-CT 等影像学的兴起，以及纤维内镜的出现，使肿瘤诊断进入到"亚临床诊断"的新阶段，即无须等待症状的出现，就可以作出诊断。

2. 早治

（1）外科治疗：手术治疗是治疗实体瘤最有效的办法，从局部切除、区域性根治，到扩大根治术，认为只要将肿瘤及所累及的器官、组织、区域淋巴结一起切除，就可达到根治目的。

手术治疗是 20 世纪在实体瘤治疗上取得的第一个实质性进展。

（2）放射治疗：1895 年伦琴发现了 X 线，1898 年居里夫人发现镭，并于 20 世纪初开始放射治疗的临床应用。

放疗为治疗恶性肿瘤的第二大疗法。

（3）化学疗法：20 世纪中叶出现了恶性肿瘤的第三大疗法——化疗。

1945 年氮芥用于临床。1948 年应用抗代谢类化学药物。在其后的半个世纪中，化疗有了巨大的发展。

（4）生物治疗：西医亦有"调整机体"一说。恶性肿瘤的第四大疗法即为生物治疗。

生物治疗重点放到提高机体抗癌能力方面，具有重要的战略意义，如细胞因子（干扰素、白介素）、肿瘤疫苗、基因治疗等。

（5）器官移植疗法：主要用于肝癌，仍在发展中。

（6）其他疗法：如介入放射治疗（动脉栓塞术）、超声介入治疗（无水乙醇注射）、液氮疗法及微波固化、高功率聚焦超声、射频消融等疗法。

西医在过去一个多世纪里，在"恶性肿瘤是局部病变，是区域性病变"理论影响下，其治疗基本上是基于这些观点展开的。

二、中医药治疗肿瘤的优势

1. 中医对恶性肿瘤的认识

肿瘤的发生是外邪、七情、饮食、脏腑功能失调等多种病因综合作用的结果。肿瘤的发生、发展是一个渐进的过程。如果早发现、早治疗，则可"保养不发"。但中医常将良性、恶性肿瘤混在一起。

2. 中医药治疗从被忽视到被正视到优势

随着现代医学对恶性肿瘤的深入研究，西医对肿瘤的治疗得到了快速发展，中医药的治疗则被忽视。但随着对肿瘤更深入的了解和西医对肿瘤治疗出现的问题——过度治疗和"人瘤共亡"，其弊端或者说不足和无奈显而易见，其疗效也暂难以有更多的提高。在此期间，中医药则根据自身的理论特点，针对西医治疗中暴露出来的问题，重新审视了中医药治疗肿瘤的整个过程，逐步探索和完善了一整套应对这些问题的办法，主动介入了对肿瘤的治疗，并获得了可喜的成绩。

中医药治疗肿瘤有四大优势：①突出以人为本，带瘤生存的理念；②对放疗、化疗的增效减毒；③术后调整、促进机体康复；④预防转移和复发。

可以预见，中医药将在肿瘤综合治疗中发挥越来越重要的作用，也必将为人类最终征服肿瘤作出应有的贡献。

三、中西医结合治疗肿瘤得到认可

1. 吴孟超院士

肿瘤术后恢复除了其他办法，最好加上中医中药。

肝癌防治，中医药确有独到之处……在治疗的全过程中，均可发挥积极的作用。

西医注重局部治疗，中医重视整体调整，中西医结合，辨证论治才能够显著提高肿瘤患者的疗效。

2. 孙燕院士

在恶性肿瘤防治领域，我国学者有可能作出特殊的贡献，这就是中西医结合。

什么是有中国特色的临床肿瘤学？肿瘤高发区研究、中西医融合研究就是我们的特色。

3. 其他

有关统计数据表明，约有 87% 的肿瘤患者在接受西医综合治疗的同时，也接受中医药的治疗。

四、名家对肿瘤治疗时限的要求

1. 2005 年 5 月，美国临床肿瘤学会年会上，与会的大部分科学家承认，人类永远不会赢得对癌症的战争，彻底治愈癌症只是人们的希望而已。

2. 2006 年世界卫生组织在一篇名为《与慢性病面对面：

癌症》的报告中，将肿瘤列入慢性疾病范畴。对晚期肿瘤的治疗观念，也由根治转变为带瘤生存。对肿瘤的治疗目标，逐渐确定为控制肿瘤、延长生命和维持患者良好的生活质量。

3. 2006 年 6 月，有 26000 多人参加的全美肿瘤大会宣称：①2005 年美国第一次因癌症而死亡的人数出现了下降。②美国人生了癌平均可以活 11 年，而一个被确定为冠心病的人，当时一般只能活 8 年。

4. 三苯氧胺治疗时限的变化，刚开始认为 2 年最好，而后又提出 5 年更好。2013 年 9 月，在北京召开的中医肿瘤大会上，孙燕院士说国际上三苯氧胺最新治疗周期为 10 年。

5. 国医大师何任教授的"十二字治癌原则"：不断扶正——自始至终调整正气，培益本元。适时祛邪——视邪之轻重选择祛邪药的多少。随证治之——视出现不同的证，按中医理论辨别清楚，选方用药。

6. 孙燕院士认为，现在我们遇到很多慢性疾病，虽然不能根治，但患者能长期正常工作，保持良好的生活质量。我们有可能像治疗其他慢性病一样，通过最大限度地提高机体的抗病能力，尽可能通过调整，减少疾病的负荷，控制或减少肿瘤对人体的危害，长期保持患者的良好生活质量，与肿瘤"和平共处"。

多年来，我们致力于应用扶正中药调控细胞免疫功能，并且经证明，可以改善患者的生活质量和远期生存率。

7. 李佩文教授认为，肿瘤常因正气虚损，病邪侵入而发生，有血瘀、气滞、痰湿等表现。这一过程是旷日持久的失衡引起，治疗多是长期调整过程……需要比西医更长久的治疗。

中医长期治疗肿瘤，关键仍然是在调整人体的动态平衡。

五、个案举例

1. 国医大师何任

同在某医院某病房同时进行手术治疗，或放疗、化疗的患者，不断服用中药与不服用中药的相比较，大体而言，吃中药者多能稳定、好转，恢复健康快，存活年限长，这是我多年观察的结果。

2. 上海中医药大学著名肿瘤治疗专家何裕民教授

黄某和倪某，同时确诊为浸润性乳腺癌，病理分期亦同，均无淋巴转移，都需内分泌治疗，同时接受中医药治疗，主治医生都主张她俩做 6 次化疗，其后黄某做了 14 次，而倪某只做 8 次，黄某化疗前后停服中药，倪某未停，而后黄某出现了新的癌症，最后死于化疗后恶病质，而倪某较好地活了 12 年。

3. 林吉品个案举例

周某，女，56 岁，8 年前行左肺癌切除术，于 2015 年底开始每年坚持服用中药，定期复查均正常。去年底开始逐渐停服中药，今年 7 月出现左肠壁肿瘤，确诊为转移性。目前在进行靶向治疗及中药治疗，病情稳定。

陈某，女，46 岁，5 年前行右乳腺癌手术，术后除西医常规综合治疗外，服中药治疗 3 年，检查复查均正常。停服中药约 1 年后出现骨转移。

方某，男，78 岁，2004 年行左肺癌切除手术，术后 8 年间断服用中药治疗。2012 年 7 月，CT 检查发现有肝内转移，上海长征医院 PET-CT 检查有纵隔淋巴、双肺、肝、乙状结肠多处转移，行乙状结肠癌切除手术。此后，一直坚持服用中药，多次 CT 等影像检查，转移灶消失。至此第一次肺癌术后已 12 年，结肠癌手术后已 4 年，无特殊不适。

张某，男，82 岁，患胰腺癌手术已 9 年，前列腺癌手术已 6 年，一直服用中药，除 CEA 在 13~21ng/mL 之间徘徊外，余均正常，自觉无明显不适。

六、对中医药治疗肿瘤时限的认识

1. 从一般认为肿瘤患者生存 5 年已达到临床治愈观点看，中医药治疗最低时限为 5 年，即在临床治愈期内均应进行中医药治疗。

2. 从三苯氧胺的治疗期变化和美国癌症患者平均可以活 11 年来看，癌症患者的中医药治疗应在 10 年以上。

3. 从世界卫生组织对癌症认同慢性疾病的观点来看，中医药对癌症的治疗应是伴随终身的。

4. 从国医大师何任教授治癌十二字原则和临床实践看，癌症的治疗也应伴随终身。

5. 从李佩文教授对治疗癌症的认识——"治疗是长期调整过程……需要比西医更长久的治疗"观点看，中医药治疗癌症应是长期的。

6. 从患者对生命追求和社会保障条件来看，对中医药的期望更大于西医，其治疗调整也应该是长期的。

7. 从不同个案的实际疗效看，中医药的治疗应该长期伴随。

七、中医药治疗时限的思考

1. 对已实施手术、放疗、化疗等西医综合治疗，且无明显转移、复发的患者，中医药的治疗时限应该在 5~10 年。

2. 对无法实施手术，只行放疗、化疗（包括靶向治疗）的患者，中医药的治疗应该是长期的。

3. 对于无法实施手术、放疗、化疗的患者，中医药的治疗应该是长期的。

4. 对于采用西医综合治疗后出现转移、复发的患者，中医药的治疗应该是长期的。

5. 所有中医药的治疗，应坚持中医药辨证论治原则，调整失衡的机体，具体可参照何任教授的治癌十二字原则。

第八节 顾护、鼓动胃气在恶性肿瘤治疗中的意义

恶性肿瘤已成为危害中国居民健康的主要原因之一。随着人口老龄化，社会工业化、城市化进程的加剧，生活方式的改变，中国癌症负担仍会增加。事实证明，中医药在恶性肿瘤的综合治疗中起着重要的作用，它能改善症状，稳定病情，减少复发转移，提高生活质量和延长生存时间。随着对恶性肿瘤治疗观念的转变，中医药的作用正越来越显现。

林吉品主任医师从事中医临床工作 40 余年，对脾胃病和

恶性肿瘤的中医药治疗积累了丰富的治疗经验，有独到的见解。林师非常重视顾护、鼓动胃气，认为其在恶性肿瘤治疗中具有特殊的意义。

胃气理论源于《黄帝内经》，《素问·平人气象论》云："平人之常气禀于胃。胃者，平人之常气也。人无胃气曰逆，逆者死。"胃气在人体生命活动中具有非常重要的作用，胃气的盛衰决定了疾病的发生与否及转归，历代医家均非常重视胃气。《素问·至真要大论》曰："有胃气则生。"《素问·平人气象论》曰："五脏四时之脉，皆以胃气为本，盖五脏之气，生于胃，而胃腑之气，生于水谷也。""人绝水谷则死，而脉无胃气亦死。所谓无胃气者，但得真脏脉，不得柔和之胃气也。所谓脉不得胃气者，至春而肝不微弦，至冬而肾不微石也。此脉本于胃，而胃本于水谷也。"李中梓在《医宗必读》中言："胃气一败，百药难施。"《外科证治全书·胃气论》云："诸药不能自行，胃气行之。诸药入口，必先入胃，而后行及诸经，以治其病也。"所以，一旦胃气受损，则药石不行，疾病难却。

林师认为胃气主要体现在以下两方面：胃的消磨功能及脉象的平柔和缓。胃既纳谷，亦能磨谷，才能使食物腐熟、消化，而下入小肠，化为精微、津液而由脾行之。脉以胃气为本，体现在气血充盈、运化通畅、缓和均匀的脉象。

中医认为恶性肿瘤的基本病理变化为正气内虚，气滞、血瘀、痰结、热毒等相互纠结，日久积滞而成。病理属性总属本虚标实，是全身属虚，局部属实的疾病。尽管恶性肿瘤成因复杂，有各种各样的外界致癌因素，但归根结底，能导致产生癌变的关键取决于"内虚"，即在"内虚"而在外邪作用下致病。

在"内虚"的诸方面中，林师认为脾胃虚弱引起的气虚血亏是主要的病理基础。诸多研究表明，在各类肿瘤发病之前，患者往往会出现纳谷减退、体倦乏力、形体消瘦等胃气不足的表现。《景岳全书》指出："脾肾不足及虚弱之人，多有积聚之病。"《外证医案汇编》亦有"正气虚则成癌"的说法。胃气不足，则水谷运化失司，气虚血亏，正不胜邪，疾病乃生。

因此，我们在日常生活中，应时时注意顾护、鼓动胃气，使气血充盈，则正气存内，邪不可干，可降低恶性肿瘤发生的概率。

林师在日常诊治中发现，恶性肿瘤患者胃气受损，不仅发生在患病之初，亦发生在之后的疾病发展、治疗和日常生活中。首先，恶性肿瘤是一种全身性、消耗性疾病，会带来一系列的营养障碍和代谢紊乱，使得气血生成受阻，胃气受损。其次，恶性肿瘤的中西医治疗都可能会引起对胃气的损伤。比如术中或术后失血、术后组织修复、术后感染等，使营养消耗增加，气血不足，胃气受损；化疗药物在抑制肿瘤生长或杀伤癌细胞的同时，对机体的正常细胞同样有毒害作用，同样会损伤胃气；放射治疗对胃气的损伤呈现"火热毒邪"致病的特点；中医药使用不当，特别是有毒和苦寒攻伐中药的大量使用，对胃肠道刺激大，极易损伤胃气，使癌瘤未消，而正气已衰。此外，饮食失节，亦使胃气受损，《素问》云："饮食自倍，脾胃乃伤。"

针对恶性肿瘤患者胃气易受损的特点，林师认为顾护、鼓动胃气是治疗恶性肿瘤患者的主要方法，在恶性肿瘤治疗中具有特殊的意义。我们不仅要顾护胃气，还要鼓动胃气。顾护胃气，就是在治疗过程中处处照顾胃气，时时维护后天之本，使胃气少受损或不受损，"有胃气则生"。鼓动胃气，就是要在治疗中，进行调理脾胃，醒脾开胃，以振兴脾胃之气，使患者能进食水谷，以资化生气血，"纳谷则昌"。

林师更强调顾护、鼓动胃气的临床应用中须相辅相成，灵活应变，并应与手术、化疗、放疗、中医药抗癌治疗的各种疗法相配合，以期收到"增效减副"作用，提高综合治疗的效果。例如，恶性肿瘤刚行手术，创伤较大，或加之化疗，进一步损伤机体。此时用药，一定要注意全身状况，强调顾护胃气，可选用益气健脾类药，切忌投活血化瘀类猛药，即使清热解毒类药也应该谨慎选用，免伤胃气。再如，放疗类似于热毒，可造成局部的损伤，而出现瘀血现象，故活血、清热、解毒治疗是常法，但在此之外，须注意顾护胃气和胃阴，益气健脾之余，若阴虚明显，可加沙参、麦冬、石斛之属。

顾护、鼓动胃气，除应用药物外，还应注意饮食调理。《金匮要略方论》云："所食之味，有与病相宜，有与身为害，若得宜则益体，害则成疾。"

林师在顾护胃气、鼓动胃气方面常以健脾和胃、益气养阴的药物为主，并根据不同的情况有所调整。例如，术后患者，在重用黄芪、党参、茯苓、天冬、沙参、石斛、五味子等益气养阴的基础上，配以瓜蒌、枳壳、谷麦芽、莱菔子等药醒脾开胃，改善食欲。对放疗的患者，常用生黄芪、北沙参、白术、麦冬、茯苓、鸡内金、山楂、谷麦芽健脾益气养阴外，加用竹茹、旋覆花、代赭石等和胃降逆。

现代研究发现，林师常用的顾护、鼓动胃气的中药多具有保护修复胃肠道黏膜及促进胃肠排空等作用。如党参中所含的多糖具有促进实验小鼠小肠推动、促进实验大鼠生长及提高消化能力的作用；白术在促胃排空及肠推进方面作用均非常显著；黄芪能够加速胃排空，促进小肠运动，最终改善消化能力；石斛在抑制胃黏膜损伤、促进胃肠运动及影响消化液及消化酶的分泌等方面均具有一定的作用；麦冬可以改善肠道菌群多样性，促进肠道益生菌的增殖，从而促进胃肠蠕动。

病案举例

患者，女，49岁，因"右下肺浸润性腺癌术后1月余"就诊。

刻下咳嗽少作，干咳少痰，无气促，偶有胸痛不适，口燥，咽不适，倦怠乏力，胃纳尚可，二便无特殊，夜寐一般。舌红，苔薄白，中稍裂，脉细。

中医诊断：积聚病，气虚毒滞证。

治法：益气健脾养阴，佐以化痰散结，清热解毒。

处方：太子参12g，北沙参12g，天冬12g，麦冬12g，石斛12g，姜半夏10g，金荞麦30g，三叶青6g，姜竹茹10g，皂角刺10g，胆南星10g，甘草5g。7剂，每日1剂，水煎服。

二诊：患者偶有咳嗽，咽不适好转，倦怠乏力、口燥仍有，夜寐一般。前方减姜竹茹，加石上柏20g，黄芩10g，炒党参 10g。

再进 14 剂后，倦怠乏力和口燥均有明显好转。后续治疗在顾护胃气的前提下，加强清热解毒作用，以祛邪毒。

按：患者术后，正气受损，气血亏虚，胃气和胃阴皆有不足，故见倦怠乏力、口燥、裂纹舌等气阴两虚表现。故以太子参、北沙参、天冬、麦冬、石斛益气健脾，滋阴胃阴，以顾护、鼓动胃气；患者偶有胸痛，咽不适，予姜半夏、胆南星、姜竹茹、皂角刺，理气化痰，软坚散结；另酌加金荞麦、三叶青清热解毒，活血化瘀。二诊时患者咽部不适好转，故减姜竹茹，加石上柏、黄芩，加强清热解毒之力，同时加党参以顾护胃气。待气阴两虚好转，则扶正与清热解毒、理气化痰、活血化瘀、软坚散结之法共用，扶正祛邪，以期提高生活质量和延长生存时间。

中医药治疗肿瘤是我国肿瘤治疗的特色之一，随着中医药加入西医综合治疗肿瘤的行列，中医药在治疗、调节、调整因手术、放疗、化疗而带给患者的种种不适中，正在发挥着巨大的作用，为延长生存时间，提高生存、生活质量起着积极的作用。这个作用，就是恢复和重建人体内的动态平衡。中医药不是追求特异对抗肿瘤的方法，而是紧紧依靠人体具有的强大自我抗病能力、自我修复潜力、自我调节功能去帮助、调节和推动人体实现自我修复的能力。顾护、鼓动胃气是中医药扶正固本之法的体现，是中医药治疗恶性肿瘤的重要治则，在恶性肿瘤的治疗中具有特殊的意义。

第四章

三步疗法治疗慢性萎缩性胃炎

第一节 中医药治疗慢性萎缩性胃炎三步疗法

慢性萎缩性胃炎（以下称CAG）是指胃黏膜上皮遭到反复损害后导致的黏膜固有腺体的萎缩甚至消失。本病病因迄今未明。因与胃癌的发生率呈显著的正相关，世界卫生组织（WHO）也明确表示CAG是癌前状态，所以越来越受到人们的重视。

一、三步疗法

CAG属中医的"痞满""胃脘痛"等范畴。西医药治疗尚无特效药，多以对症处理为主，笔者经过多年的临床实践，运用中医药对该病的治疗，以三步方法实施，取得较好的结果，兹介绍如下：

第一步，消除症状

CAG在临床上缺乏特异性症状，症状的轻重并不一定代表病情的轻重，但CAG患者在临床就诊时都有一定的症状出现，消除其症状成为治疗 CAG 的第一步。CAG 在临床上的常见症状有胃脘疼痛、胀闷、饱满、嘈杂、嗳气、纳呆、泛恶，偶尔也有泛酸者，大便秘结或次数增多，其症状与一般胃炎症状没有太多的区别。上述症状可单独出现，也可几个症状同时存在，消除这些症状，对于稳定患者情绪和进一步接受治疗有非常重要的作用。

从 CAG 表现出的症状看，病情以实为主，实多于虚。因此，消除 CAG 症状，选用加减楂曲平胃散为基础方，常用焦山楂、神曲、苍术、佛手柑、制厚朴、陈皮、姜半夏、炒枳壳、蒲公英、炒谷麦芽、生甘草。加减：胃痛甚者加延胡素、杭白芍等；痞闷腹胀、嗳气甚者加苏梗、广木香；口苦心烦者加川连、焦山栀；泛酸加海螵蛸、炒刺猬皮；恶心呕吐者加干姜、姜竹茹；大便不畅者加槟榔、全瓜蒌。一般服用 14~28 天症状可消除。

第二步，祛除病灶

CAG 临床表现症状消除后，必须开展针对病灶的治疗，由于 CAG 的病理特性，胃黏膜的再生和重建及恢复其正常机能需要 3~5 个月，因此，中医药在本阶段的治疗应不少于 3~5个月。在祛除病灶治疗中，仍有可能再度出现一些原先的症状，必须在本阶段治疗中仍给予消除症状的治疗。

根据文献和笔者实践，祛除病灶的治法为益气活血，佐以清热解毒，以益气活血阻萎汤为主，基本方为黄芪、炒白术、莪术、猫爪草、生地榆、白花蛇舌草、八月札、党参、蒲公英、苏梗、甘草。偏阴虚者加生石斛、南北沙参；偏气虚者加炒白术、怀山药；伴有肠化、异型增生者加三七头、土茯苓。

第三步，巩固善后

CAG 经过上述两步治疗后，复查胃镜及病理，若病灶尚未清除，胃黏膜尚未恢复生成，停药一周后，继续予祛除病灶治疗。若胃镜及病理显示萎缩的胃黏膜固有腺体已恢复生成，此时仍不能放松治疗，仍需进行巩固，善后治疗以调理脾胃、升发脾气、通降胃腑为主，使其升降有司，方选六君子汤加白花蛇舌草、八月札、炒谷麦芽、蒲公英、苏梗等。此阶段治疗以 1~2 个月为宜。

二、病案举例

虞某，男，34 岁，本市观海卫镇人。

于 1995 年查出患重度萎缩性胃炎，重度肠上皮化生（分型为不完全结肠型），因惧癌变而去杭州、上海等地治疗，专家告诉他密切观察，配合中医药治疗，遂来本院门诊。经过上述三步疗法治疗，历时近 1 年，几次胃镜复查，胃镜及病理均提示病灶从重度、中度逐渐变为轻度，最后胃黏膜恢复正常，以后每年间断服些调理中药，隔年做一次胃镜，随访至今一直正常。

三、体会

CAG 所表现出来的症状，与一般胃病症状无多大区别。其成因多由长期情志不和、饮食不节及寒热湿浊诸邪损伤脾胃所致。湿、滞、积是其特点，楂曲平胃散燥湿运脾，行气和胃，辛燥苦降，能消能散，是消除症状比较有效的方剂。

CAG 的病机颇为复杂，"萎缩"病灶的形成，多与虚、瘀、湿热相互作用相关，故采用益气活血佐以清热解毒的益气阻萎汤为基本方治疗。

CAG 由于病机复杂，病情长，因此需要较长时间的治疗，特别是症状消除后，必须坚持治疗，即使在病理检查提示病灶已清除后，仍应调理一段时间以巩固疗效。

附　中药三步疗法治疗慢性萎缩性胃炎疗效

近年来，我们采用中药三步疗法治疗慢性萎缩性胃炎 86 例，获得较好临床疗效。

所有病例来源于 2008 年 1 月至 2011 年 5 月在本院中医胃科专家门诊就诊的患者，共 86 例，其中女性 36 例，男性 50 例，年龄 32~73 岁。

一、治疗方法

第一步：消除症状。给予中药楂曲平胃散，组成：焦山楂 20g，神曲 10g，厚朴 10g，苍术 10g，陈皮 10g，甘草 5g。胀痛明显者，加延胡索 10g，川楝子 10g；嗳气、恶心或呕吐明显者，加旋覆花 10g，姜半夏 10g；泛酸、胃脘嘈杂明显者，加黄连 5g，吴茱萸 3g。治疗 1~3 周。

第二步：祛除病灶。给自拟益气活血阻萎汤加减，组成：生黄芪 30g，莪术 15g，猫爪草 25g，生地榆 15g，白蔹 10g，炒党参 15g，土茯苓 15g，白花蛇舌草 30g，八月札 10g，蒲公英 20g，苏梗 10g。3 个月为一疗程，一般服用 1~2 个疗程。

第三步：巩固善后。治以六君子汤，组成：炒党参15g，炒白术10g，茯苓15g，炙甘草5g，陈皮10g，姜半夏10g。一般为1~2个月。以后每半年复查1次胃镜，1年后每年复查1次胃镜。

二、治疗结果

临床痊愈50例，显效29例，有效4例，无效3例，总有效率96.5%。治疗过程中未出现不良反应。

第二节　运用"症－因－脉"三阶梯法治疗慢性萎缩性胃炎

林吉品主任医师擅长运用中医药治疗脾胃系疾病，在治疗慢性萎缩性胃炎方面积累了许多经验，曾提出三步法治疗慢性萎缩性胃炎，取得了较好的疗效。近年来，林师在三步法基础上，进一步深化治疗方案，提出了脉证并治结合的"症－因－脉"三阶梯法治疗慢性萎缩性胃炎的思路，应用于临床取得了较好的疗效。

一、延伸四诊，微观辨证

慢性萎缩性胃炎（CAG）是以胃黏膜上皮萎缩，腺体数量减少，胃黏膜变薄，黏膜肌层增厚，或伴有胃腺体肠上皮化生和（或）不典型增生为特征的胃炎，属胃黏膜病变的病理性诊断，临床以上腹部隐痛、嗳气、胀满不适、食欲不振为主要表现，部分患者还可出现消瘦、贫血等症状，属消化系统常见疾病。慢性萎缩性胃炎的临床症状较一般胃炎并无特异性，患者往往携胃镜检查结果前来就诊。如何把胃镜镜下的病理表现、中医四诊信息相结合，有效指导临床实践，一直是林师治疗慢性萎缩性胃炎过程中极为强调的。慢性萎缩性胃炎症状轻重与病情轻重并不一致，此时在传统辨证的基础上，可结合胃黏膜微观病理进行辨证。林师认为，如黏膜色泽灰暗或红白相兼，黏膜皱襞变平，伴疣状增生者，多兼气滞血瘀，临床常见胃脘痛、痞满、嗳气；黏膜色泽淡红，粗糙，轻度充血，分泌减少者，多兼胃阴不足，症见口干、嘈杂、易饥等；黏膜色泽深红，弥漫充血，隆起性糜烂者，多兼肠胃火盛，常见口苦心烦、大便秘结等症；黏膜红肿，散在糜烂，胃液色黄黏稠，伴胆汁反流者，多兼肝胃不和，常见反酸、恶心、呕吐等症。

二、重视病机，圆机活法

林师根据临床观察、对历代文献的复习及多年的临床实践，认为慢性萎缩性胃炎其病位在胃，但与脾、肝、肾等关系密切，病证主要为脾胃虚弱或虚寒。虚则不能运化水谷和气血，致使气虚而致瘀，瘀久伤络，水血瘀阻，而致痰湿瘀浊毒内生。在此基础上，林师提出治疗慢性萎缩性胃炎三步法，即消除症状、祛除病灶、巩固善后三步，在临床上，根据患者具体情况，随症应用益气、活血、清热、解毒方药治疗，自创加减楂曲平胃散、益气活血阻萎汤等效方，临床常获良效。

三、对症截断，缓急立信

慢性萎缩性胃炎患者往往是因胃脘部症状而来就诊，胃镜检查发现慢性萎缩性胃炎后，因考虑其恶变的可能，患者往往会增加焦虑紧张情绪，不利于病情的好转。林师以为，对于该类患者，首先宜对症施治，解除其主要症状，帮助患者树立信心，为后续治疗提供便利。林师认为，慢性萎缩性胃炎的病机多端，从肝脾论治多能取效。脾胃虚而作胃脘痛者，予香砂六君子汤健脾益气；木气郁而作呃逆胁痛者，予柴胡疏肝散疏木助运；土壅食积而致胃脘饱闷者，予楂曲平胃散和胃化积。并随症加减，气滞血瘀者，加延胡索、杭白芍、广木香、紫苏梗等；胃阴不足者，则加北沙参、石斛、麦冬等；胃火炽盛者，则加川连、焦山栀、槟榔、全瓜蒌等；肝胃不和者，则加蒺藜、海螵蛸、姜竹茹、炒刺猬皮等。

四、审证求因，溯源清流

慢性萎缩性胃炎与七情密切相关，其中伴有焦虑者不在少数。林师在临证过程中，尤为重视身心同治，注意将疏肝健脾法与情志疏导法贯穿本病治疗始终。木郁土壅者，木郁化火，上扰心神，常伴失眠、多梦等症，师仲景柴胡加龙骨牡蛎汤，疏木宁心。木郁土虚者，木气郁滞与脾气虚弱常伴随而见，表现为胆小易惊，焦虑易怒，胁胀脘痛，予加减逍遥汤，养血疏木，健脾益气。通过调和肝脾，同时配合心理疏导，患者情志症状往往能得到较好的缓解，这有助于慢性萎缩性胃炎的康复。

五、凭脉施治，阻萎生新

林师尤为重视关脉在候脾胃疾病中的应用，《素问·脉要精微论》云："左外以候肝，内以候膈，右外以候胃，内以候脾。"近年来，林师探索凭脉辨证和镜下微观辨证结合，于无症处求证，发现慢性萎缩性胃炎患者无症状期，其舌脉和胃镜下表现仍可有许多辨证依据。在益气养阴化瘀总体思路框架下，细察脉象。脉异多见于两关。左关弦凝，多属久瘀，加莪术、地鳖虫，破血化瘀。左关弦浊，多属痰瘀互结，加半枝莲、鬼箭羽、猫人参，化瘀解毒。伴有大便溏或泛酸者，加瓦楞子、生牡蛎，化痰软坚，兼制胃酸。左弦兼虚者，则加入桑椹、女贞子，养阴阻萎。右关脉虚者，为脾气亏虚，加生黄芪、党参、白术，健脾益气。右关脉浊者，为阳明湿浊未化，加姜半夏、神曲、藤梨根，化痰祛浊。右关脉见郁数者，加白花蛇舌草。

六、典型案例

徐某，女，43岁。教师。2017年6月初诊。

因"反复呃逆、胃脘饱闷3年"前来就诊。

患者平素情绪紧张，经前时有胸胁胀闷，伴有夜寐欠佳，大便常先干后溏，因消化内科检查发现萎缩性胃炎，情绪更加紧张，遂来本科就诊。电子胃镜示：（胃窦、小弯）慢性重度萎缩性胃炎，伴重度肠化，幽门螺杆菌（－）。刻见舌质偏黯，苔黄腻，脉左关弦右关浊。治用疏肝和胃法，方选楂曲平胃散加减。

柴胡、香附、六神曲、厚朴花、苏梗、炒苍术各 10g，焦山楂、姜半夏、八月札各 12g，陈皮 6g。7 剂，水煎，早晚分服。

二诊：服前方后，胃脘饱闷明显好转，呃逆减轻，夜寐略有好转，但仍焦虑。舌红，苔薄腻，脉左关弦浊，右关浊滑。前方加夜交藤 30g，合欢花 10g。

依此方法，前后治疗 1 个月，胃脘症状明显减轻，唯觉夜寐仍然欠佳，晨起略觉口苦，经前胁胀不适。舌质略黯，苔薄，脉左关弦浊，右关缓。治拟疏肝宁心法，方选柴胡加龙骨牡蛎汤加减。

醋柴胡、炒黄芩、合欢花各 10g，姜半夏、党参、茯神、八月札各 12g，桂枝 6g，生龙骨、生牡蛎、夜交藤各 30g，炒枣仁、猫人参、炒谷芽、炒麦芽各 15g。7 剂，煎服法同前。

前方出入治疗近两个月，情绪转佳，夜寐明显改善，大便转调，已无明显不适，舌质偏黯，苔薄白，脉左关弦浊，右关虚缓略浊，拟用益气活血阻萎汤加减。

生黄芪、党参、蒲公英各 15g，白术、八月札、生地榆各 12g，莪术 10g，猫人参、白花蛇舌草各 30g。7 剂，煎服法同前。

调治近半年，患者已无明显不适。2018 年 3 月胃镜复查示：慢性浅表性胃窦炎伴糜烂，病理示：（胃窦）黏膜中度慢性浅表性炎。

第五章

用药规律

第一节　胃癌的用药规律

胃癌是我国最常见的恶性肿瘤之一，占消化道癌肿的第一位，以男性患者居多，这可能与男性患者多饮酒、吸烟的因素有关，但幽门螺杆菌感染仍是导致胃癌发生的主要原因。不同国家的发病率和死亡率也有明显区别，高低之比可相差 10 倍。我国是世界上胃癌发病率较高的国家，这可能与我国的饮食习惯有关。

一、胃癌的主要临床表现

早期胃癌多无症状或仅有轻微症状。当临床症状明显时，病变已属晚期。

上腹不适，是胃癌最常见的初发症状；也可有腹痛，无明显规律性，药物治疗效果不明显；常有食欲减退，食欲不振，消瘦；黑便多时断时续或呈持续性，少数出血较多者可伴有呕血；晚期患者可出现持续性腹痛，消瘦进一步加重，甚至进食困难，体格检查可触及肿块。

二、胃癌的病因病机

中医学文献中并无胃癌病名，但可根据临床表现归于"噎膈""反胃""癥瘕""积聚""伏梁""心腹痞""胃脘痛"等范畴。《素问·通评虚实论》云："隔塞闭绝，上下不通。"《素问·腹中论》说："病有少腹盛，上下左右皆有根……病名伏梁。……裹大脓血，居肠胃之外，不可治，治之，每切按之，致死。"

中医学认为，胃癌的发生与正气虚损和邪毒入侵有密切的关系。其病因多与饮食不节、情志失调、正气内虚等有关。其病位在胃，但与肝、脾、肾等脏关系密切。初期痰气交阻，气机不畅，痰湿凝滞为患，继而食积内停，血瘀化热伤络，以标实为主，久病则本虚标实，本虚多以胃阴亏虚、脾胃虚寒和气血两虚多见。

三、胃癌的中医药治疗

本病多由气、痰、湿、瘀互结为先导，食积化热伤络为后果，故理气、化痰、燥湿、消食、活血化瘀是本病主要治标之法，后期出现胃热伤阴、脾胃虚寒、气血两虚者，则应标本兼顾，扶正与祛邪并进。本病病位在胃，多有脾胃气机阻滞，气化不利，运化无权，在治疗中应始终重视顾护脾胃，勿损正气。

四、胃癌的中医药用药规律

1. 注重顾护脾胃

胃主腐熟水谷，主通降。脾胃为后天之本，气血生化之源。在治疗中应始终重视顾护脾胃，勿损正气。这一点对中晚期患者和放化疗患者尤为重要。只有胃气得充，脾气得健，才能使气血生化有源，也才能助药以祛邪。但补虚时，用药也不可过于滋腻，以免呆滞脾胃。常用顾护胃气的药，以四君子汤为主。

2. 注重防癌抗癌

急则治标，缓则治本。胃癌患者多为本虚标实，需标本同治，标为癌毒内生，本为气血阴阳亏虚。治标多需抗癌防癌，临床中多用半枝莲、白花蛇舌草、猫爪草以治标。

3. 强调调和脾胃阴阳

脾胃同居中焦，为后天之本。气血生化有赖于脾胃的正常运化功能。然胃喜润恶燥，脾喜燥恶湿，胃与脾相表里，脾为胃行其津液，若脾失健运则酿湿生痰，阻于胃腑。故要根据患者情况调和脾胃阴阳。脾湿重，则要健脾祛湿，常用药物有半夏、白术、薏苡仁、党参等。胃阴不足则要滋养胃阴，常用药物有石斛、北沙参、麦冬等。

4. 重视保持肝气条达

肝属木，肝主疏泄。胃气以降为顺，以通为用，其和降有赖于肝气之条达。肝失条达则胃失和降，气机郁滞，进而可以发展为气滞血瘀，日久形成积块。临床常以小柴胡汤、四逆散、柴胡疏肝散等为主疏肝解郁，理气化瘀。

5. 健胃消食不可忘

胃主腐熟水谷，主通降。食积内停，则易化腐伤胃，尤其对于胃部分或全部切术后患者，其本身胃的运化功能就减弱，常出现腹胀，食后明显，反酸嗳气等临床表现。在治疗这些患者时，需加入消食健胃的中药，以助胃的运化，临床常用药有山楂、神曲、谷芽、麦芽等。

6. 根据病情，随病治之

胃癌患者，尤其经过手术、化疗以及免疫、靶向治疗的患者，其生化指标常出现异常。故在治疗胃癌时常需兼顾这些异常指标，并随病治之。如血红蛋白、血小板偏低患者，加用升血小板、升血红蛋白的中药，如熟地黄、龟甲、桑椹、仙鹤草、大枣之类；如肝肾功能异常者，加用可改善肝肾功能的中药，如茵陈、垂盆草、熟地黄、丹参之类；如恶心呕吐明显，常加用止呕的中药，如半夏、赭石、旋覆花之类等。

第二节 肺癌的用药规律

我国是肺癌的高发国，发病年龄一般自 40 岁以后迅速上升，在 70 岁达到高峰，70 岁以后略有下降。在我国，肺癌发生的风险与吸烟、职业因素、大气污染等因素相关。

一、肺癌的临床表现

1. 咳嗽

为最常见的早期症状，也是大多数患者的首发症状。初期为呛咳、干咳，痰少。

2. 咯血

癌肿组织血管丰富，常可致痰内持续带血或间断带血，如果合并感染，可见痰量增多，浓痰与咯血较常见，侵蚀大血管可引起大咯血。

3. 胸闷、气急

由于肿瘤的压迫、阻塞，气管、支气管狭窄，支气管狭窄可引起肺不张，或肺癌广泛播散，可出现胸闷、气急。

4. 发热

部分肿瘤可阻塞支气管，出现阻塞性肺气肿或肺不张，常并发细菌感染，可有发热症状。

5. 消瘦和恶病质

消瘦是肺癌的常见症状之一，病情发展至晚期，由于肿瘤引起体质消耗，或者因感染、疼痛而致食欲减退，均可引起消瘦、恶病质。

二、肺癌的病因病机

中医学文献中并无肺癌病名，但关于本病临床表现的论述，可见于"肺积""息贲""咳嗽""咯血""胸痛""哮喘""痰饮"中。如《难经·五十六难》云："肺之积，名曰息贲……久不已，令人洒淅寒热，喘咳，发肺壅……故留结为积。"《杂病源流犀烛》云："邪积胸中，阻塞气道，气不得通，为痰……为血，皆邪正相搏，邪既胜，正不得制之，遂结成形而有块。"并提出"是上焦之病"，部位在胸内。

中医学认为，引起肺癌的主要病因是邪毒袭肺、痰湿内蕴、气阴两虚等。病机关键是正气虚损，阴阳失调，邪毒乘虚入肺，邪滞于肺，导致肺脏功能失调，肺气郁结，宣降失司，痰阻脉络，痰毒胶结，日久形成肺部积块。这是一种全身属虚，局部为实的病变。其虚当以阴虚、气阴两虚为多见；其实，不外乎气滞、血瘀、痰凝、毒聚之变化。

三、肺癌的中医药治疗

肺癌是一种全身属虚，局部属实的疾病，证情复杂，虚实互见。对于未行手术、放化疗等现代方法治疗者，扶正祛邪，攻补兼施仍是基本原则。对于经过手术、放化疗等现代方法治疗者，由于手术、放化疗等治疗手段能耗气伤血、损津灼液，所以临证当以益气养阴、生津润燥、调理脾胃、滋补肝肾以及清热解毒、活血化瘀等法进行治疗。

四、肺癌的中医药用药规律

1. 注重顾护肺气

肺主气，司呼吸，朝百脉。人体气的生成和调节气机的作用有赖于肺正常的呼吸功能。肺气足，则肺的功能正常，人体气机升降出入有序，水液代谢功能正常，反之则可导致气滞痰瘀，癌毒内生。尤其经过手术或放化疗的患者，其肺的正常生理功能必受影响。故治疗肺癌患者，尤其是那些经过手术和放化疗的患者，需重视补益肺气，常用药物有黄芪、党参、太子参、茯苓等补气之品。

2. 注重防癌抗癌

急则治标，缓则治本。肺癌患者多为本虚标实，需标本同治，标为癌毒内生，本为气血阴阳亏虚。治标多需抗癌防癌，临床多用半枝莲、白花蛇舌草、猫爪草以治标。

3. 强调滋养肺阴

肺居上焦，为华盖。肺为娇脏，喜润恶燥。要重视滋养肺阴，以保持肺的宣发肃降功能。肺的宣发肃降功能正常，则水液代谢运行正常，则肺内无以凝痰化毒。反之则生痰化热，癌毒内生。常用药有沙参、麦冬、天冬、石斛、玉竹等。

4. 保持气机通畅

肺主呼吸，朝百脉。气机通畅有赖于肺的正常生理功能。水液代谢运行与气机通畅关系密切，气行则水行。故用药处方中常需考虑加用理气之品，常用药物如柴胡、枳壳、莪术等。

5. 根据病情，随病治之

肺癌患者，尤其经过手术、化疗以及免疫、靶向治疗的患者，其生化指标常出现一定的异常，故在治疗肺癌时常需兼顾这些异常指标，并随病治之。如血红蛋白、血小板偏低患者，加用升血小板、升血红蛋白的中药，如熟地黄、龟甲、人参、大枣之类；如肝肾功能异常者，可加用改善肝肾功能的中药，如茵陈、垂盆草、当归、丹参之类；出现皮疹者，可加用浮萍、地肤子、苦参等。

第三节 直肠癌的用药规律

直肠癌是一种常见的消化道恶性肿瘤，发病率较高，以中低位直肠癌居多，发病年龄呈年轻化趋势。直肠癌对患者的生活质量有直接影响。直肠癌的形成可能与饮食结构改变有关。

一、直肠癌的主要临床表现

血便是直肠癌最先出现和最常见的症状。常见大便习惯及性状改变，腹痛，腹胀，腹部肿块。晚期多出现营养不良，消瘦，精神不振等。

二、直肠癌的病因病机

中医学无"直肠癌"这一名称，从其临床表现，应属中医学"肠积""积聚""癥瘕"等病的范畴。《诸病源候论·积聚癥瘕候》云："癥者，由寒温失节，致脏腑之气虚弱，而食饮不消，聚结在内，染渐生长，块瘕盘劳不移动者，是癥也，言其形状，可征验也。"

中医学认为，直肠癌的发生以正气虚损为内因，邪毒入侵为外因，两者相互影响。其病因多与外感湿邪、情志失调、饮食不节、正气亏虚等有关。病位在肠，但与脾、胃、肝、肾的关系尤为密切。其病性早期以湿热、瘀毒邪实为主，晚期则多为正虚邪实。

三、直肠癌的中医药治疗

本病多由湿热瘀结为先导,大便不畅,癌毒内生为后果,故多以清热利湿、化瘀解毒为治法,后期多虚实夹杂,则应标本兼顾,扶正与祛邪并进。

四、直肠癌的中医药用药规律

1. 早期注重通利肠道

大肠生理功能是接受从小肠下注的浊物,主津液的进一步吸收,司糟粕传送,并将之排出体外,故通利肠道以防止湿热、癌毒内生是防治早期肠癌的重要手段,尤其是未经过手术的患者。临床常用药物有地榆、薏苡仁、土茯苓等。

2. 注重防癌抗癌

急则治标,缓则治本。直肠癌患者多为本虚标实,需标本同治,标为癌毒内生,本为气血阴阳亏虚。治标多需抗癌防癌,临床多用半枝莲、白花蛇舌草、山慈菇等。

3. 强调补虚泻实

直肠癌患者早期多为湿热下注,以实证为主,当患者病至中晚期及接受手术、放疗、化疗后,其证候大多兼有气血亏虚之象。故治疗中晚期或接受过手术、放化疗的患者,要注重补益气血,常用药物有黄芪、人参等。

4. 根据病情,随病治之

直肠癌患者,尤其经过手术、化疗以及免疫、靶向治疗的患者,其生化指标常出现一定的异常。故在治疗直肠癌时常需兼顾这些异常指标，并随病治之。如血红蛋白、血小板偏低患者，加用升血小板、升血红蛋白的中药，如黄芪、当归、人参之类；如肝肾功能异常者，可加用改善肝肾功能的中药，如当归、熟地黄、茵陈之类；如大便溏泄明显，常加用健脾中药，如山药、茯苓等。

第四节　治疗慢性萎缩性胃炎用药规律

慢性萎缩性胃炎（CAG）是指胃黏膜上皮遭受反复损害导致固有腺体减少甚至消失的一种病证，属中医"痞满""胃脘痛""嘈杂"等范畴。现代医学对 CAG 的病因及发病机制尚不完全清楚，治疗以缓解症状、延缓病情为主，虽然具有一定疗效，但是复发率较高，安全性偏低。中医药治疗慢性萎缩性胃炎具有独到的优势。林吉品主任医师从事脾胃病临床及研究 40 余年，提出独特的"消除症状→祛除病灶→巩固善后"三步法治疗慢性萎缩性胃炎，临床疗效显著。我们研究整理林吉品治疗慢性萎缩性胃炎处方 246 首，运用中医传承计算平台（V3.0）软件，分析其临证用药经验，以期为中医药治疗 CAG 提供一定思路。

1. 资料与方法

（1）一般资料：选取 2018 年 1 月~2020 年 12 月林吉品诊治慢性萎缩性胃炎患者 246 例，选取首诊处方 246 首。其中男 109 例（44.31%），女 137 例（55.69%），年龄最大 75 岁，最小 22 岁，平均年龄 54.37 ± 13.25 岁。

（2）数据录入与分析：由专人将符合标准的处方录入中医传承计算平台（V3.0）软件，使用"数据分析"中"统计分析"模块进行药物四气五味、归经、功效数据统计，运用"方剂分析"模块进行药物频次、关联规则（设置支持度60、置信度0.9）及k-means聚类方法（设置聚类个数为6），分析组方用药规律。

2. 结果

（1）用药频次统计：246首处方共涉及中药179味，药物使用频次共3212次，平均每首方用药约13味。其中使用频次在30次以上的药物28味，即黄芪、党参、焦山楂、甘草、炒麦芽、炒谷芽、六神曲、莪术、白花蛇舌草、姜半夏、柴胡、茯苓、白芍、生地榆、蒲公英、猫爪草、黄芩、枳壳、陈皮、白术、预知子、紫苏梗、佛手、太子参、半枝莲、延胡索、酸枣仁、当归。

（2）用药功效统计：将所用药物按功效分类，根据使用频次由多到少进行排列，前四位分别是补虚类767次（36.72%）、理气类256次（12.25%）、清热类201次（9.62%）、活血化瘀类198次（9.48%），之后依次为解表类、利水渗湿类、清热解毒类、安神类等。

（3）用药性味归经统计：在所有处方中，在四气方面，应用温性药871次（43.25%）、寒性药543次（26.96%）、平性药532次（26.42%）、凉性药48次（2.38%）、热性药20次（0.99%）。在五味方面，应用苦味药1138次（33.98%）、甘味药1024次（30.58%）、辛味药821次（24.51%）、酸味药349

次（10.42%）、咸味药 17 次（0.51%）。在归经方面，使用频次由多到少排列，前四位分别是脾经 1435 次（24.93%）、肺经 1265 次（21.98%）、肝经 853 次（14.82%）、胃经 708 次（12.30%），之后分别为心经、胆经、肾经、大肠经、膀胱经、小肠经、三焦经、心包经。

（4）基于关联规则的组方规律分析：运用关联规则挖掘方法，设置支持度个数为 60，置信度为 0.9，得到常用药对组合 30 个，即炒谷芽、炒麦芽，焦山楂、六神曲，黄芪、莪术，莪术、白花蛇舌草，焦山楂、炒谷芽，焦山楂、炒麦芽，黄芪、白花蛇舌草，炒谷芽、六神曲，炒麦芽、六神曲，焦山楂、甘草，姜半夏、黄芩，白花蛇舌草、猫爪草，党参、黄芪，甘草、六神曲，莪术、生地榆，姜半夏、柴胡，党参、炒谷芽，白花蛇舌草、生地榆，党参、炒麦芽，党参、甘草，党参、莪术，黄芪、生地榆，党参、姜半夏，甘草、炒麦芽，甘草、炒谷芽，莪术、猫爪草，白花蛇舌草、预知子，甘草、柴胡，黄芪、猫爪草，党参、白花蛇舌草。三及四味药物组合 12 个，即焦山楂、炒谷芽、炒麦芽，黄芪、莪术、白花蛇舌草，焦山楂、炒麦芽、六神曲，炒谷芽、炒麦芽、六神曲，焦山楂、炒谷芽、六神曲，焦山楂、炒谷芽、炒麦芽、六神曲，焦山楂、甘草、六神曲，党参、炒谷芽、炒麦芽，黄芪、莪术、生地榆，甘草、炒谷芽、炒麦芽，党参、黄芪、莪术，黄芪、莪术、猫爪草。

（5）基于 k-means 聚类算法的核心药物组合分析：在上述核心组合挖掘基础上，运用 k-means 聚类算法，设置聚类个数为 6，提取核心药物组合 6 个，即黄芪、莪术、白花蛇舌草、猫爪草、生地榆、甘草、党参、预知子，白术、茯苓、炒谷芽、炒麦芽、柴胡、白芍、枳壳、甘草，白术、茯苓、党参、黄芪、砂仁、陈皮、姜半夏，柴胡、焦山楂、瓜蒌皮、炒谷芽、炒麦芽、枳壳、姜半夏、甘草，茯苓、酸枣仁、远志、党参、黄芪、姜半夏、炒谷芽、炒麦芽，炒谷芽、炒麦芽、甘草、焦山楂、佛手、紫苏梗、姜半夏、六神曲。

3. 讨论

从功效统计可见，林师治疗 CAG 常用补虚类、理气消积类、清热祛湿类、活血化瘀类中药。补虚类常用黄芪、党参、甘草、茯苓、白芍、白术等；理气消积类常用焦山楂、炒谷芽、炒麦芽、六神曲、柴胡、枳壳等；清热祛湿类常用白花蛇舌草、生地榆、蒲公英、黄芩、半枝莲等；活血化瘀类常用莪术、猫爪草、延胡索等。上述药物功效，基本涵盖了 CAG 演变规律中所涉及证候，与"本虚标实，升降失调"的总病机相契合。

从药物四气五味统计中可以看出，四气以温、寒、平性药物应用较多，热性药物应用极少；五味中则以辛、甘、苦味药物为主。李东垣《兰室秘藏》云："脾湿有余，腹满食不化……湿热郁于内而成胀满。""脾胃久虚之人，胃中寒则生胀满。"CAG 之病机有气滞湿热浊毒之实，亦有脾胃虚弱之虚寒，林师为此设寒温并用、辛开苦降之法。辛温属阳，能散能行，苦寒属阴，能降能泄，辛温苦寒并用，则可平调寒热阴阳，升降气机，以达开结降逆、祛邪泄浊之功。热性药物应用极少，是防热燥伤阴，顾护胃阴，暗合叶天士"阳明燥土，得阴自安"之意。此外，林师认为扶助脾气为治脾胃病之前提，脾土健运，气血生化有源，疾病方能向愈。扶助脾气，以平补、缓补为佳，故多用甘、平之药。

在药物归经方面，入脾、肺、肝、胃四经药应用最多。《素问·刺禁论》云："藏有要害，不可不察。肝生于左，肺藏于右……脾之为使，从之有福，逆之有咎。"又黄元御《素灵微蕴》云："人之中气，左旋而化脾土，右转而化胃土……浊阴右降，清虚而善容，脾气上行，清阳左升，温暖而善消。"林师深受前人"脾胃居中州，为气机升降之枢纽"启发，结合临床实践，认为脾胃气机运转是肝升肺降的重要动力，而肝升肺降又能影响脾胃气机。故临证除用脾、胃二经药健脾运土之外，亦多用肝、肺两经之药调肝降肺，调畅气机，气血津液疏布有司，则病向安。

使用频次最多的药对为谷芽、麦芽。饮食不节是CAG常见病因之一。食滞胃脘，气机阻滞，久则脾虚，失于运化，湿浊内生，最终形成虚实夹杂之证。谷麦芽合用健脾开胃，宽中消积，且麦芽疏肝理气，助脾气上升，谷芽消食和胃，助胃气下降，一升一降，正合脾升胃降之意。焦山楂、六神曲的使用频次仅次于谷麦芽。焦山楂、六神曲是林师自拟楂曲平胃汤之主药。楂曲平胃汤组成为焦山楂、六神曲、苍术、厚朴、佛手、姜半夏、枳壳、陈皮、炒谷麦芽、蒲公英，功能燥湿运脾，行气消食，是林师为CAG早期胃气失和，胃络受损，痰食气瘀并生者所设。黄芪、莪术是使用频次居第三的药对。黄芪甘温，补气健脾，莪术辛、苦，微温，破血行气。黄芪得莪术之流通，则补而不滞；莪术得黄芪之鼓舞，则消癥力甚。二药合用，益气活血，消补并施，契合 CAG 气虚血瘀之根本病机，起到阻萎作用。现代研究表明，黄芪所含黄芪多糖、多种异黄酮，莪术所含莪术醇、莪术二酮等成分，可通过对 PI3K/AKT 信号转导通路的调控，减轻 CAG 胃黏膜下层的炎性浸润，明显改善胃黏膜固有腺体的减少和萎缩状态。在此基础上，林师自拟益气化瘀阻萎方，全方由生黄芪、莪术、猫爪草、预知子、白花蛇舌草、党参、白术、生地榆、蒲公英组成，具有益气活血、疏肝理气、清热解毒作用，是林师针对 CAG 的虚、瘀、热、毒病变而立。

六个核心组合中，楂曲平胃汤和益气化瘀阻萎方，林师治疗 CAG 常以此二方为基础化裁运用。身心同治是林师治疗 CAG 的一大特点。逍遥散疏肝解郁，土得木疏，运化乃健，归脾汤补气益血，健脾养心，林师常用此二方加减，治疗 CAG 伴情志异常明显者。小柴胡汤及六君子汤，林师取小柴胡汤中柴胡、姜半夏、黄芩为辛开苦降法之基础组合，枳壳、半夏、陈皮、砂仁理气燥湿化痰，党参、茯苓、白术、甘草益气健脾。上述结果表明，林师治疗 CAG 以益气活血法为核心，契合主要病机，同时兼顾患者的个体差异，根据实际情况运用理气、祛瘀、清热、化湿、解毒、疏肝、养血、安神等多种方法，体现了林师治疗 CAG 的多样性与个体性。

第六章

经验方选

一、扶正抑癌汤

组成：西洋参 12g，三七粉 12g（冲服），虫草 3g，天冬 30g，薏苡仁 30g，喜树果 30g，苦荞头 50g，泽漆 20g，七叶一枝花 20g。

功能：益气养阴，清热解毒。

主治：气阴两虚型肿瘤。

方义：方中西洋参、天冬益气养阴，虫草补肾阳、益肺阴，补阴之中略加补阳药，取阳中求阴之意；薏苡仁、喜树果、苦荞头、泽漆、七叶一枝花清热解毒，薏苡仁又能健脾益胃，防滋阴药滋腻。三七粉活血化瘀止痛。诸药合用，共奏益气养阴、清热解毒之功。

临床运用：胃纳不佳者，加焦山楂、鸡内金、谷芽、麦芽等；大便不畅者，加火麻仁、全瓜蒌、槟榔等；疼痛明显者，加延胡索、全蝎、徐长卿等。

二、益气扶正抑癌汤

组成：黄芪 30g，莪术 15g，人参 5g，半枝莲 30g，白花蛇舌草 30g，猫爪草 25g，柴胡 10g，黄芩 10g，半夏 10g，生甘草 5g。

功能：益气和中，清热解毒。

主治：消化道肿瘤。

方义：方中黄芪、人参益气匡正，柴胡轻清升散、疏理肝气，黄芩清热燥湿、泻火解毒，配合柴胡一散一清，调和胃气；半枝莲、白花蛇舌草、猫爪草清热解毒，与黄芩配合运用，加强清热解毒作用。半夏散结消痞，莪术破血祛瘀、行气止痛；生甘草益气和胃、清热解毒，生甘草与黄芪、人参合用益胃气，生津液；与半枝莲、白花蛇舌草、猫爪草同用加强清热解毒之功。诸药合用，共奏益气和中、清热解毒之功。

临床运用：腹胀明显者，加佛手、苏梗、枳壳等；胃纳不佳者，加焦山楂、鸡内金、神曲等；大便不畅者，加火麻仁、大黄、槟榔等；疼痛明显者，加延胡索、川芎、徐长卿等；恶心明显者，加旋覆花、竹茹、代赭石等。

三、益气活血阻萎汤

组成：黄芪 30g，莪术 15g，党参 15g，白术 12g，猫爪草 20g，白花蛇舌草 30g，蒲公英 20g，八月札 10g，生地榆 15g，苏梗 10g，生甘草 6g。

功能：益气活血，清热解毒。

主治：慢性萎缩性胃炎。

方义：方中生黄芪壮脾胃，益元气；莪术善于行气、破瘀、消积、止痛。黄芪配莪术则补气而不壅中，攻破并不伤正，两药相伍，行中有补，补中有行，共奏益气化瘀之功。炒党参益气生津，炒白术助脾健运，猫爪草、白花蛇舌草、蒲公英清热解毒散结。生地榆不仅有清热解毒作用，还能散结生肌，具有促进胃黏膜修复、逆转胃黏膜萎缩的作用。八月札、苏梗理气止痛，甘草调理。全方共奏益气活血、清热解毒之功。

临床运用：腹痛明显者，去黄芪、白术或减量使用，加绿萼梅、代代花等；胃痛者，加佛手、延胡索等；泛酸者，加煅瓦楞子、乌贼骨等；嗳气、恶性、呕吐严重者，加姜半夏、旋覆花等；纳差食滞者，加焦山楂、神曲、炒谷麦芽等；瘀血阻滞明显者，加蒲黄、五灵脂等；阴虚明显者，加石斛、南北沙参、麦冬；偏气虚者，加太子参、怀山药；伴有肠上皮化生、异型增生者，加三七头、土茯苓、半枝莲、蚤休等。

四、加减楂曲平胃散

组成：焦山楂 20g，神曲 10g，苍术 10g，佛手柑 10g，姜半夏 10g，制厚朴 10g，陈皮 6g，炒枳壳 10g，蒲公英 20g，炒谷麦芽各 20g，生甘草 3g。

功能：消食化积，理气燥湿。

主治：治疗各种胃炎。

方义：方中焦山楂、神曲消食化积，苍术燥湿健脾，厚朴行气除满，且可化湿。与苍术相伍，行气以除湿，燥湿以运脾，使滞气得行，湿浊得去。佛手柑、陈皮、枳壳理气和胃，燥湿醒脾，以助苍术、厚朴之力。炒谷麦芽助山楂、神曲消食，并能健脾胃。蒲公英清热解毒散结。甘草调和诸药。全方共奏消食化积、理气燥湿之功。

临床运用：胃痛甚，加延胡索、白芍；痞闷腹胀、嗳气甚者，加苏梗、木香、刀豆壳；口苦心烦者，加黄连、山栀；恶心呕吐者，加干姜、竹茹；泛酸，加海螵蛸、炒刺猬皮；大便不畅者，加槟榔、全瓜蒌。

五、温肾健脾扶正固涩汤

组成：熟附子10g，补骨脂10g，煨肉豆蔻12g，干姜6g，炒党参12g，炒白术10g，芡实30g，石榴皮15g，赤石脂15g，炙甘草6g，红枣15g。

功能：温肾健脾，固涩止泻。

主治：溃疡性结肠炎久治不愈者。

方义：方中熟附子补火助阳，干姜辛热，祛除里寒，与附子同用，能辅助附子以增强回阳救逆功效，并可减低附子的毒性；炒党参、炒白术、甘草、大枣益气温脾；补骨脂辛苦性热而补命门，煨肉豆蔻温脾肾而涩肠止泻，赤石脂体重性温而涩肠固脱；芡实、石榴皮加强涩肠止泻功效。全方共奏温肾健脾、固涩止泻之功。

临床运用：腹痛甚者，加炒白芍；少腹胀满，加台乌药、炒小茴；夹有黏液者，加苍术、薏苡仁。

第七章

调摄与治未病

第一节　治未病在慢性萎缩性
胃炎防治中的应用

"治未病"是中医学具有代表性的学术思想，是中医预防医学思想的高度概括，在疾病的预防、诊治中起着重要的临床意义。慢性萎缩性胃炎是一种多发病、常见病，也是公认的癌前期病变，将"治未病"思想贯穿于慢性萎缩性胃炎防治中，对其发生、发展提前干预，减少该病的进一步发展，有着积极的意义。

一、未病先防——重在饮食调养

慢性萎缩性胃炎是指胃固有腺体减少甚至消失，其病因与发病机理目前尚不十分清楚，一般认为由慢性胃炎病变向黏膜深层扩展而成，并认为与饮食不节、烟酒过度有关，诸如暴饮暴食，酗酒，过量饮用咖啡、浓茶，喜进食腌制熏烤油炸等食品，均可对胃黏膜造成损害。由于所损害的次数或程度不同，或因个人体质差异，因而其形成是一个较长期的过程，正因为如此，常被人们忽视，因此在预防慢性萎缩性胃炎时必须重视饮食调养。

首先应做到有时、有节制，避免暴饮暴食，《素问·痹论》所说"饮食自倍，肠胃乃伤"即是。其二，必须寒温适度，避免过寒过热，即《灵枢·师传》所说"食饮者，热无灼灼，寒无沧沧"是也。其三，应注意饮食的多样化，避免单一偏嗜，即《素问·脏气法时论》提倡的"五谷为养，五果为助，五畜为益，五菜为充"的杂食、广食观。其四，应忌食霉变不洁之物，少食油炸、熏烤、腌制之食，及酸、辣等刺激之品，以减轻对胃的损害。此外，酗酒、抽烟、喝浓茶、饮过量咖啡、食过咸之物等不良饮食习惯都应避免。这样才能使饮食和调，脾胃健运，从源头上防止慢性胃炎的发生。

二、既病防变——重在癌前干扰

众所周知，慢性萎缩性胃炎是公认的癌前状态，在此过程中出现胃黏膜上皮异型增生，或不完全性结肠型肠上皮化生则是癌前病变。癌前病变是既不同于一般良性病变，又不同于恶性肿瘤，但又存在着一定联系的一种病变，这种病变的时间较长，"其疾病起始阶段的一段是可逆的炎症性病变，其疾病结局的另一段则是广泛的萎缩性变化，部分则可导致癌变"。因此，应及时对慢性萎缩性胃炎采取积极的治疗干预，把病变消灭在萌芽阶段，防止其由轻变重，由局灶扩展为广泛。

在慢性萎缩性胃炎的中医药治疗上，首先要消除其症状，消除症状对患者树立信心，坚持进一步治疗有着重要作用。消除症状应采用中医传统的辨证方法进行治疗，若检查有幽门螺杆菌感染者，则应同时服用根除幽门螺杆菌的药物，以缓解和改善胃黏膜炎症，防止其进一步的发展。其次应将重点放到祛除病灶上，我们认为慢性萎缩性胃炎病性为本虚标实，脾虚则不能运化水谷和气血，致使气虚而致瘀，瘀久伤络，水血瘀阻互结，而致湿毒内生，因此在消除症状的基础上，应用益气、活血、清热、解毒之方药。自拟益气活血阻萎汤：生黄芪30g，莪术15g，猫爪草20g，白花蛇舌草30g，生地榆15g，蒲公英20g，党参15g，白术10g，八月札10g，苏梗10g，甘草6g。每天1剂，3个月为1个疗程，1~2个疗程后复查胃镜。此方能起到祛除病灶的作用，可逆转慢性萎缩性胃炎，防止其向恶变发展。

三、瘥后防复——重在调理脾胃

胃黏膜固有腺体的修复和新生，意味着萎缩性胃炎的逆转，如前所述，萎缩性胃炎等是由慢性胃炎随着各种因素对胃黏膜的反复、持久的刺激而成，因而，即使是逆转了的萎缩性胃炎患者，如不重视瘥后防复，则仍会发生该病，必须引起高度重视。瘥后防复，应将重点放在调理脾胃上。

1. 药物调理

首先应尽量减少对胃黏膜有损害作用的药物的应用，如非固醇类抗炎药，特别是近年来对该类药物使用剂量的增大，可造成胃黏膜的损害。其次可适当应用保护胃黏膜的药物，使其避免受损害，特别是在症状消失、病灶祛除的情况下，采用调理脾胃的中药或中成药，如香砂六君子汤、养胃颗粒等，均能起到较好的作用。

2. 饮食调理

《内经》提到，治病以后，应采用"谷肉果蔬，食养尽之"，"脾病禁酸"，"气味合而服之以补精气"，充分说明胃病者饮食和调则脾胃健运，就能化生精气，滋养人体，保持身体健康。清代养生家石天基在《长生秘诀》中提出的饮食六宜非常适宜于病后调理，即食宜早些、宜缓些、宜少些、宜淡些、宜暖些、宜软些。

3. 情志调理

肝主情志，在志为怒，肝属木，喜条达，恶抑郁，肝主疏泄，胃宜通降，脾胃的升降运化有赖于肝气的疏泄。若情怀抑郁，则肝失疏泄，肝木乘土，脾失健运，则形成肝脾不和证候；若恼怒伤肝，肝失疏泄，肝木犯胃，胃失和降，则形成肝胃不和证候。因此，保持良好的情绪，以避免过度的思虑和情志刺激对脾胃的影响甚为重要。

第二节 "三扶一清法"膏方与恶性肿瘤康复

近年来，恶性肿瘤因其严重性与高发性越来越受到人们的重视。相关数据表明，中国正面临癌症高发病率和高死亡率的严峻问题，因此提高肿瘤的治疗有效率及防止其复发和转移一直是中西医肿瘤专家研究与探讨的方向。目前恶性肿瘤的西医治疗方法有手术治疗、放疗、化疗、靶向治疗、免疫治疗等，这些方法对恶性肿瘤的治疗发挥了很大的作用，在恶性肿瘤康复期的生存质量方面也取得了一些成效。中医学历史悠久，从整体观念出发，辨证论治，其独特的诊疗方法恰能在恶性肿瘤各期尤其是康复期发挥独特优势。

恶性肿瘤康复期患者最常见的症状有疲倦乏力、饮食不佳、夜寐不安、情绪抑郁等。中医经辨证论治调理后可以起到改善症状、提高患者生存质量、减少恶性肿瘤的复发和转移的作用。林师从恶性肿瘤主要病机"正虚毒结"出发，创立了"三扶一清法"膏方调治康复期恶性肿瘤，取得了很好的疗效。"三扶一清法"具体指固本扶正、培元扶正、安神扶正和清除余邪。

一、燮理阴阳，固本扶正

恶性肿瘤属中医"癥瘕""积聚"范畴。《内经》云："邪之所凑，其气必虚。""正气存内，邪不可干。"《诸病源候论》进一步指出："积聚者，由阴阳不和，腑脏虚弱，受于风邪，搏于腑脏之气所为也。"林师认为"内虚"是肿瘤发生、发展的根本原因。如果机体各脏腑气血功能正常，阴平阳秘，虽有外因侵袭，"邪不能独伤人"，是不会发生肿瘤的。因此，正气不足被认为是恶性肿瘤发生和复发、转移的主要原因。正气亏虚，阴阳失调，邪毒侵袭，正不胜邪，邪气郁内，久成肿瘤。因此燮理阴阳、培扶正气是根本。林师认为，膏方滋补性强且处方灵活，正宜肿瘤患者康复期调养。根据恶性肿瘤患者气血耗伤、津液亏虚、阳气受损等情况，辨别阴阳而治之。如气短乏力，面色少华者，属气血亏虚，宜用人参、黄芪、当归、黄精等，胶类用阿胶、鳖甲胶；腰酸耳鸣，潮热盗汗，尿频口干者，属阴虚，宜用熟地黄、山萸肉、女贞子、麦冬等，胶类用鳖甲胶、龟甲胶；形寒怕冷，小便清长，大便溏薄者，属阳虚，宜用菟丝子、冬虫夏草、淫羊藿、肉苁蓉等，胶类用鹿角胶、鳖甲胶。林师治疗各种恶性肿瘤患者善用鳖甲胶，鳖甲胶由鳖甲熬制而成，鳖甲具有滋阴补肾、软坚散结功效。气血亏虚者，宜鳖甲胶与阿胶同用，血肉有情之品更能滋养血脉；阴虚者鳖甲胶与龟甲胶合用，同气相求，共奏滋阴补肾之功效；阳虚者用鳖甲胶，取阴中求阳之意，阳得阴助而生化无穷。

二、顾护脾胃，培元扶正

《脾胃论》曰："脾胃之气既伤，而元气亦不能充，而诸病之所由生也。"恶性肿瘤患者往往有脾胃受损现象，原因有：①术后患者身体羸弱，脏腑受损，殃及脾胃；②西医治疗对胃肠道的副作用，直接损伤脾胃；③肿瘤患者思虑过多，忧思伤脾，或情志不畅，肝气损脾。脾胃不健，则水谷精微无以充养元气，元气衰弱，无力抗邪，从而导致肿瘤恶化与转移。

林师认为，恶性肿瘤患者的治疗过程应当时时顾护脾胃，使脾胃得养，水谷可入。正常的进食也有助于患者树立战胜疾病的信心。另外膏方中厚重滋补类药物和重镇安神类药物都极易碍胃，亦需加用健脾运脾药调和。林师在膏方中善用白术、茯苓、山药、砂仁、白豆蔻、山楂、鸡内金等，运用以上诸药，既顾护脾胃，又使膏方补而不滞，防止食用膏方后出现脘腹胀满等碍胃现象。

三、调畅情志，安神扶正

《儒门事亲·五积六聚治同郁断》云："积之成也，或因暴怒、喜、悲、思、恐之气。"指出情志异常是导致积聚生成的原因之一。情志异常亦常影响睡眠。林师认为不良情绪长期积累无法及时疏泄，郁结于内而化火，进一步引发脏腑机能失调，导致气血运行不畅，阴阳不交，进而引发失眠。不良情绪与长期失眠会使机体功能出现紊乱，降低机体抗病能力，不利于肿瘤的康复。研究证实，良好的情绪可使生理功能处于最佳状态，反之，则会降低或破坏正常的生理功能，引发疾病或加重病情。林师在膏方中常常加入疏肝理气、解郁安神之品，如枳壳、陈皮、木香、香附、龙骨、酸枣仁、孢子粉等，使气顺寐安而达扶正目的。

四、清除余邪，防患于未然

癌毒是恶性肿瘤的致病因子，也是病理产物。恶性肿瘤康复期患者尚有余邪未清，这也是导致恶性肿瘤复发与转移的潜在因素。

《诸病源候论·翻花疮候》云："翻花疮者，由风毒相搏所为。"林师认为清热解毒法是治疗恶性肿瘤的主要治法之一，在疾病的各期皆适用。该法具有直接或间接的抗癌抑癌作用，且不影响机体的免疫功能，有的甚至能升白细胞，如与扶正固本法配伍应用，更是相得益彰。在康复期肿瘤患者膏方中林师常在扶正三法的基础上加入白花蛇舌草、山慈菇、蒲公英、藤梨根、生薏苡仁等清热解毒之品以消除余邪，清除残存癌细胞，防止恶性肿瘤复发与转移。现代研究表明，很多清热解毒药具有抗肿瘤作用，如白花蛇舌草的多种化学成分均具有抗肿瘤活性，体内外药理实验显示其抗肿瘤作用明显。

第八章
验案选录

一、肝癌术后案

患者丁某，男，72岁，已婚，2016年11月3日初诊。

主诉：肝恶性肿瘤术后7个月。

现病史：患者7个月前因腹胀、乏力在宁波市医疗中心李惠利医院就诊，诊断为肝右叶第Ⅵ段肝癌、肝硬化，患者遂于2016年3月28日在该院行肝癌切除术。术后乏力、腹胀不适时作。同年8月19日盆腔增强CT示：肝右叶肿瘤术后，腹腔少量积液，残肝肝硬化。生化检查示：白蛋白39.6g/L，谷氨酰转肽酶32U/L，丙氨酸氨基转移酶15U/L。为进一步诊治，患者来林师处要求中药调理。

刻下乏力，口干，腹胀，无恶心，纳谷一般，舌淡红，苔少津，脉细。

病机分析：患者年事已高，肾阴亏虚，加之糖尿病史，津液更亏，津亏炼液为痰，痰毒互结，聚而成癌。肝癌术后进一步耗气伤阴，故乏力，口干；气虚水不运化，则聚积胁下，出现脘腹胀满。舌淡红，苔少津，脉细，皆为气阴两虚之征。

西医诊断：肝恶性肿瘤术后。

中医诊断：肝积，证属气阴亏虚，气滞湿阻。

治法：益气养阴，化湿理气。

方药：沙参麦冬汤合四逆散加减。

北沙参 15g，麦冬 12g，柴胡 10g，枳壳 10g，人参片 9g，鳖甲 15g，白芍 12g，白花蛇舌草 30g，藤梨根 30g，川楝子 10g，三七 6g，甘草 6g，半枝莲 30g，黄芪 30g，猫爪草 25g，莪术 15g，蛇六谷 10g，当归 12g。14 剂，水煎服，分两次温服。

二诊：2016 年 11 月 17 日。患者腹胀减轻，口干缓解，纳谷可，大便调。

前方去枳壳，加枸杞子 12g，太子参 15g，生地黄 12g，以增强益气养阴之功。14 剂，煎服法同前。

三诊：2016 年 12 月 1 日。患者上腹不适症状缓解，纳可，口干不明显，舌淡，苔薄白，脉细。复查 B 超示：肝癌术后，肝硬化。各项生化检查正常。效不更方，前方再进 14 剂，煎服法同前。

后林师以此方为基本方调理患者至今（2023 年 12 月），肿瘤未出现复发与转移。

按：中医学里没有明确的肝癌病名，根据患者的症状、体征我们把肝癌归属于"癥瘕""积聚""胁痛""鼓胀"等范畴。关于本病病机，林师归结为本虚标实，本虚是气阴两虚，标实为气滞湿阻。北沙参、麦冬、人参、鳖甲、白芍、甘草、黄芪益气养阴；柴胡、枳壳、白花蛇舌草、藤梨根、川楝子、半枝莲、猫爪草、蛇六谷清热理气化湿；三七、莪术、当归活血化瘀。治疗后患者诸症好转，腹水消失，生化检查正常。在本例中，林师的高明之处在于腹水未用利水、泻水药而消失，且不曾反弹。林师说，急者要治其标，但本患者阴液已亏，再行利水泻水之药恐津液更亏，治疗还是从治本入手，健脾益气，增强水湿运化功能，同时健脾药可防养阴清热解毒药太寒而伤脾胃。另外，在肿瘤术后，虽瘤体已切除，但体内瘀血与癌毒尚存，因此加用一些活血化瘀、清热解毒药，可防癌症复发与转移。

通过本患者历经 7 年的中医治疗，林师总结道：肿瘤的发病皆是本虚与毒结所致，因此肿瘤的治疗离不开扶正与祛邪。肿瘤术后的康复期患者采用中药治疗，可使机体阴阳平和，脏腑功能协调，从而减少肿瘤的复发与转移概率。

二、小柴胡汤加减治疗肺癌术后案

患者黄某，女，58 岁，农民，2023 年 4 月 4 日初诊。

主诉：肺腺癌术后 2 个月余。

现病史：患者于 2023 年 1 月因"咳嗽咳痰"就诊于慈溪某医院，胸部增强 CT 示：左肺上叶亚实性结节（大小约 21mm×15mm），恶性肿瘤可能。2023 年 2 月 3 日就诊于宁波某医院，全面检查后，排除禁忌，行胸腔镜下肺切除术。病理提示：浸润性腺癌，大者 1.4cm×1.1cm×0.6cm，微浸润性腺癌，小者 0.6cm。术后恢复可。现为寻求中医药治疗，来林师处就诊。

刻下咳嗽痰少，胸闷不舒，心烦，善太息，口干，夜寐欠安，纳谷欠馨，二便尚调，舌红，苔薄黄，脉弦数。

病机分析：患者平素体质较差，正气亏虚，邪气乘机入体，肺脏最先受损，肺主气功能减弱，气滞、血瘀、痰凝、湿毒互相搏结，蕴久成毒，而成为肿瘤。癌毒犯肺，肺失宣降，故见咳嗽、胸闷；肺失宣发肃降，津液失布，气机不畅，故口干；久病耗伤肺阴，故出现痰少；因思虑伤脾，脾气亏虚，运化功能障碍，则出现纳谷欠馨；气郁化火，肝火扰乱心神，故常见心烦失眠，舌红苔薄黄，脉弦数。四诊合参，本病病位在肺，病性为本虚标实，辨为肺癌之少阳证。

西医诊断：肺癌术后。

中医诊断：肺积，证属少阳证。

治法：和解少阳，解毒散结。

方药：小柴胡汤加减。

柴胡 10g，姜半夏 10g，黄芩 10g，人参片 10g，三叶青 6g，石上柏 20g，山慈菇 6g，焦山楂 20g，焦六神曲 10g，北沙参 12g，浙麦冬 12g，浙贝母 12g，半枝莲 30g，白花蛇舌草 30g，猫爪草 15g，生甘草 5g。14 剂，水煎，每天分 3 次服。

二诊：2023 年 4 月 18 日。服前方后，患者咳嗽、咳痰、口干较前减轻，胸闷、心烦、寐差有所缓解，纳食转馨。舌脉同前。

前方去山慈菇、浙贝母、焦山楂、焦六神曲，加地骨皮 15g，夏枯草 15g，金荞麦 30g，制黄精 15g。14 剂，煎服法同前。

三诊：2023 年 5 月 2 日。服药后，患者咳嗽较前明显减轻，偶有咳痰，胸闷、口干、心烦明显缓解，胃纳可，夜寐可。舌脉同前。

前方去地骨皮、制黄精。14 剂，煎服法同前。

四诊：2023 年 5 月 18 日。服药后，患者基本无咳嗽咳痰，余诸症均明显缓解。

随访告知近期身体状态良好。

按：林师认为，本患者肺癌术后，正气受损，感受外邪，邪至少阳。少阳之"枢"具有枢转、宣通、升发和疏调的作用，可调畅气机，使其归于畅达；可疏调水道，使三焦通利，水液代谢顺畅。少阳枢机不利，而表现为小柴胡汤证，遂予小柴胡汤加减治疗。方中柴胡入肝经，气质轻清，祛散少阳之邪，可疏邪透表；黄芩苦寒，气味较重，善清肺火及少阳之火。两者配伍，是和解少阳的基本结构，使得少阳之火，郁于半表者得从外疏，郁于半里者得以内清。《黄帝内经》曰："正气内存，邪不可干。"人参大补元气，以充正气。半夏辛温，和胃降逆。三叶青、石上柏、山慈菇清热解毒，治疗痰毒；半枝莲、白花蛇舌草、猫爪草清热散结，治疗瘀毒。六药同用，取攻邪治标之义。北沙参、麦冬益气养阴，浙贝母止咳化痰；焦山楂、焦六神曲健脾消食开胃；生甘草助人参扶正，顾护脾胃生机，谨防攻积伤正，遵"有胃气则生，无胃气则死"之训。二诊患者症状减轻，心烦不寐仍存，遂予改加地骨皮清降肺中伏火，制黄精益精填髓。去山慈菇、浙贝母，改予金荞麦上清肺热而排脓，下利肠胃而渗湿；夏枯草清热解毒散结。胃纳好转，去焦山楂、六神曲。三诊时患者心烦夜寐也有明显缓解，故去地骨皮、制黄精。四诊时患者诉诸症尽除，无异于常人。

三、益气扶正抑癌方加减治疗胃癌案

患者沈某，男，53岁，农民，2023年1月10日初诊。

主诉：胃癌术后半年，胃脘部隐痛14天。

现病史：2022年7月无明显诱因出现胃脘部疼痛，遂至慈溪市红十字医院做胃镜检查，病理检查提示胃腺癌。转去宁波李惠利医院进一步诊治，完善检查，排除禁忌，于2022年7月22行腹腔镜胃癌根治术、胆囊切除术、肠粘连松解术。14天前患者出现胃脘部隐痛不适，腹胀，乏力，纳差，为求中医治疗，遂来林师处就诊。

刻下胃脘部隐痛，腹胀，矢气较多，无嗳气泛酸，无胸闷胸痛，面色无华，神疲乏力，纳差，夜寐欠安，大便偏软，舌淡，苔薄白，脉细弱。

病机分析：患者53岁，阳气衰弱，平素饮食失节，劳倦过度，导致正气亏损，脾失健运，痰气内阻，痰瘀互结，日久成瘤。胃癌术后元气耗伤，脾胃虚损，加重气血亏虚，气血生化无源，血行无力，腑气不通，影响水谷精微生化及布散，导致消化吸收功能不足，故出现面色无华，胃痞，神疲乏力，纳差。脾虚血亏，心神失养，神不安舍，故出现夜寐欠安，舌淡，苔薄白，脉细弱。本病病位在脾胃，病性为本虚标实，治宜攻补同施，健脾和胃为主。

西医诊断：胃癌术后伴淋巴结转移。

中医诊断：胃痛，证属脾胃虚弱。

治法：攻补同施，健脾和胃。

方药：益气扶正抑癌方加减。

黄芪 30g，人参片 6g，生白术 15g，茯苓 12g，莪术 15g，藤梨根 30g，绞股蓝 15g，姜半夏 10g，当归 12g，半枝莲 30g，白花蛇舌草 30g，猫爪草 25g，焦山楂 20g，红曲 10g，炒白芍 15g，生甘草 5g。14 剂，水煎服，每日 1 剂，分早、中两次温服。

二诊：2023 年 2 月 3 日。服药后，胃部隐痛稍减轻，偶感腹胀，矢气多，神疲乏力缓解，胃纳有所好转，夜寐欠安，大便仍偏软，舌脉同前。

前方去绞股蓝、姜半夏、酒当归，加陈皮 6g，佛手 10g，紫苏梗 10g，薏苡仁 30g。14 剂，煎服法同前。

三诊：2023 年 3 月 3 日。服前方 1 个月，患者胃部隐痛、腹胀明显缓解，矢气减少，神疲乏力明显减轻，胃纳改善，夜寐转安，大便稍偏干，舌淡苔白，脉沉细。

前方去陈皮、佛手、紫苏梗、薏苡仁，改为全瓜蒌 20g，姜厚朴 10g，炒谷芽 20g，炒麦芽 20g。14 剂，煎服法同前。

四诊：2023 年 4 月 7 日。服药后诸症几平。

此后在上方基础上随症加减以巩固疗效，定期复诊，随访近期无不适。

按：该患者为胃癌伴淋巴结转移，胃癌根治术后元气耗伤，脾失健运，日久表现为脾胃虚弱，治用益气扶正抑癌方加减。方中人参大补元气，白术、茯苓健脾益气，生黄芪大建中气，补气升阳，助补益脾肾之力；当归养血活血；莪术、藤梨根、半枝莲、白花蛇舌草、猫爪草抗癌解毒，其中猫爪草治疗痰毒，藤梨根、半枝莲、蛇舌草治疗热毒，莪术治疗瘀毒；绞股蓝、姜半夏益气健脾，清热化痰；红曲、焦山楂消食健脾助运，保护胃气；炒白芍、生甘草缓急止痛。全方共奏健脾益气养血、理气助脾运化之功，使得补而不滞，运而不散。二诊时，患者胃部隐痛，神疲乏力有所缓解，食欲转佳，此乃首方中黄芪、人参、白术、茯苓益气健脾之功。腹胀仍存，加用陈皮、紫苏梗、佛手加强行气健脾之功，去绞股蓝，姜半夏改用薏苡仁健脾化痰，解毒散结。三诊时虽胃痛仍存，但诸症明显改善，大便偏干，腑气不通，予全瓜蒌、姜厚朴理气通腑，炒谷芽、炒麦芽健脾消食，提高患者食欲，增加水谷摄入，增强患者体质，使患者病情日趋平稳。四诊时诸症悉除，此后随症加减，患者病情得到控制。胃癌的发生发展均离不开虚、痰、瘀、毒，故林师认为，治疗胃癌需以益气扶正祛邪为主，攻补兼施，以恢复患者正气，即"正气存内，邪不可干"。

四、六君子汤加减治疗淋巴瘤案

患者胡某，女，62岁，家庭主妇。2021年11月27日初诊。

主诉：左侧颈部淋巴结肿大3个月。

现病史：有淋巴瘤病史8年，因拒绝化疗，服用中药控制，病情稳定尚可。自 2020 年新冠疫情开始，因就医不便以致不规则服药。后因疫情加重，停药约半年。3 个月前开始出现左侧颈部淋巴结肿大，局部隐痛，遂来就诊。

刻下短气乏力，胃纳稍减，大便每日一行，质偏溏，寐可。舌淡红，边有齿痕，苔薄白，脉细。神清，精神可，左侧颈部淋巴结肿大明显，约 5cm×4cm，按之偏硬，表面光滑，推之可移动，皮温不高。双肺呼吸音清，心率 70 次 / 分，律齐，腹软，剑突下轻压痛，双肾区叩痛（－）。

病机分析：本病多因正气亏虚，另加情志不遂、饮食内伤等，导致聚湿成痰，气滞血瘀，痰、气、瘀结滞，日久积聚而成。

西医诊断：非霍奇金淋巴瘤。

中医诊断：积聚，证属脾气亏虚，气滞痰凝。

治法：益气健脾，化痰散结。

方药：六君子汤加减。

生黄芪 50g，莪术 12g，郁金 12g，太子参 15g，半枝莲 30g，陈皮 15g，半夏 10g，茯苓 20g，生苡仁 30g，生白芍 10g，石见穿 15g，半边莲 15g，生牡蛎 30g，炒鸡内金 15g，元胡 12g，大力子 10g，炒二芽各 15g。7 剂。每剂煎两次，取药汁 400mL，分两次温服。

二诊：2021 年 12 月 3 日。胃纳有好转，乏力仍有，大便微溏，颈部肿块未见明显减小，但按之较前柔软。

前方黄芪改为 60g，太子参易为党参 15g，去生白芍，加蛤壳 15g，增加软坚散结之功。7 剂，煎服法同前。

三诊：2021年12月10日。乏力有减轻，大便有好转，颈部肿块有缩小，前方莪术改为15g。7剂，煎服法同前。

按：非霍奇金淋巴瘤（NHL）是一组淋巴造血系统恶性肿瘤的总称，临床表现既有一定的共同特点，又因不同的病理类型、受侵犯的部位和范围存在很大的差异。病变虽然发于淋巴结，但依据淋巴系统的分布特点，使得NHL基本属于全身性疾病。局部表现最常见的为淋巴结肿大，特点为无痛性，渐进性增大，部分由于病情进展迅速，淋巴结迅速增大出现局部的压迫症状，伴有肿胀与疼痛感。目前西医对于NHL无特效疗法，考虑到化疗副作用，故患者转而服用中药控制病情。传统医学根据表现，可将其归入"积聚""瘰病"范畴。林师认为"邪之所凑，其气必虚"，淋巴瘤多为正气亏虚，痰凝气滞、瘀毒搏结所致。本例患者肿块光滑，且质地不硬，考虑为痰结，若肿块硬且不光滑或推之不动多为瘀毒所致。故予以生黄芪益气，太子参健脾，脾旺则痰湿可化；陈皮、半夏、茯苓理气化痰，加莪术行气消瘀；并伍以郁金、元胡，加大疏肝行气作用，且可止痛；少佐白芍以柔肝，避免肝气疏散太过；半枝莲、半边莲、石见穿清热解毒，有良好的抗肿瘤效果；牡蛎软坚散结；加用炒二芽、炒鸡内金以助胃纳。

五、二陈汤加味治疗肺癌伴转移案

患者郭某，男，68岁，农民，2023年8月7日初诊。

主诉：咳嗽半年。

现病史：半年前感染新冠后，出现咳嗽，多以干咳为主，咽痒即咳，夜间咳甚，无发热。在市级医院就诊，行 CT 检查，提示：右肺阻塞性肺不张，右肺门淋巴结肿大，纵隔内见增大淋巴结，提示恶性肿瘤，建议支气管镜检查。咨询多家医院均不建议行手术治疗，遂来就诊。

刻下神清，精神可，干咳，纳减，乏力，大便溏滞不爽。舌淡红，苔黄厚，脉滑。左肺呼吸音清，心率 70 次 / 分，律齐，腹软，无压痛、反跳痛。

病机分析：脾失健运，湿热内生，日久化湿成痰，痰湿内蕴于肺，而致肺积。从新冠表现来看，该病证多夹湿与火。痰湿蕴积，则肺失宣降，肺气上逆，则咳嗽。患者咳嗽夜间明显，且舌苔黄厚，为内有湿热及痰浊阻滞。

西医诊断：肺癌伴淋巴转移。

中医诊断：肺积，证属痰湿蕴肺。

治法：宣肺止咳，化痰祛浊。

方药：二陈汤加味。

姜半夏 10g，陈皮 10g，茯苓 15g，甘草 6g，炒僵蚕 10g，厚朴 15g，杏仁 10g，金荞麦 30g，芦根 15g，细辛 3g。7 剂。每剂煎两次，取药汁 400mL，分两次温服。

二诊：2023 年 8 月 21 日。咳嗽缓解，胃纳增加，大便较前爽快。舌淡红，苔黄，脉滑。前方去细辛，加党参 10g，炒莱菔子 15g。7 剂，煎服法同前。

三诊：2023 年 9 月 4 日。咳嗽较前明显好转，夜间咳嗽减少，乏力亦较前好转，且可下地稍事劳动。前方党参改为 15g。7 剂，煎服法同前。

按：此例病案虽诊断倾向为肺癌，西医不建议手术治疗，因未行支气管镜检查，因此肺癌病理诊断不明，西医难以开展进一步药物治疗，患者选择中医治疗。林师认为，中医治疗宜从消除症状着手，提高患者的生存质量，实现带瘤生存。从新冠所致的湿、火及痰入手，结合肺癌的病因病机，方以二陈汤化痰顺气，兼以止咳，加芦根以清泄肺热，厚朴行气除湿，僵蚕化痰散结，杏仁润肺降气，金荞麦清肺热，少量细辛以助肺气宣发。林师认为，"得谷者昌"，扶持胃气，保护好后天之本，促进生化之源，则生机可存，待正气充足，则视时机佐以祛邪。

六、肺癌术后放化疗后案

患者胡某，男，65 岁，2020 年 4 月 10 日初诊。

主诉：左肺癌术后化疗后 1 月余。

现病史：患者因左肺癌术后化疗后 1 月余来就诊，术后病理诊断为鳞癌，肿块大小约 3.5cm×3.0cm，局部胸膜浸润，术后予以卡铂和多西他赛化疗一次。

刻下咳嗽气紧，神疲乏力，胃脘不适，纳呆，便秘，稍有恶心，口苦口干，夜寐不安，盗汗偶作，舌淡红，苔薄黄腻，脉细弦。

病机分析：患者为男性，长年吸烟，导致体内痰热内结。手术、化疗耗气伤阴，出现神疲乏力，胃脘不适，纳呆，便秘，稍有恶心，口苦口干，夜寐不安，盗汗偶作。肺气失宣则咳嗽气紧。舌淡红，苔薄黄腻，脉细弦，皆为肺气不固，痰热蕴肺，脾运失健之征。

西医诊断：肺癌。

中医诊断：肺积，证属肺脾气虚，痰热蕴肺。

治法：补肺健脾，清热化痰。

方药：玉屏风散合泻白散加减。

生黄芪 15g，防风 5g，生白术 15g，女贞子 15g，制黄精 15g，浙贝母 10g，杏仁 10g，前胡 10g，炙枇杷叶 15g，姜半夏 10g，肺形草 15g，葶苈子 30g，大枣 15g，桑白皮 15g，黄芩 10g，仙鹤草 15g，炒鸡内金 6g，陈皮 6g，茯苓 10g，炙紫菀 30g，炙甘草 5g。14 剂，水煎服，每日 1 剂，分两次温服。

二诊：咳嗽好转，气紧仍存，神疲乏力改善，盗汗未作，胃脘不适好转，已无恶心，纳增，大便转畅，口干口苦存，夜寐不安，血白细胞减少，舌淡红，苔薄少，脉细弦。患者阴虚表现明显，前方去防风、生白术、大枣，防温燥药劫阴，加西洋参 5g，麦冬 42g。14 剂，煎服法同前。

三诊：患者已卡铂和多西他赛化疗 6 次及放疗一个周期，刻下感干咳再作，咳时气紧，左胸隐痛，口干舌燥，大便偏干，牙龈肿痛，舌淡红，苔少，脉细。证属气阴亏虚，肺燥失润。

生黄芪 15g，西洋参 5g，南沙参 15g，女贞子 15g，制黄精 15g，仙鹤草 15g，麦冬 15g，生地黄 15g，川贝母 2g，杏仁 10g，前胡 10g，炙枇杷叶 15g，僵蚕 6g，肺形草 15g，葶苈子 30g，桑白皮 15g，黄芩 10g，焦山栀 9g，地骨皮 15g，炙紫菀 30g，炙甘草 5g。14 剂。

后以此方为主继续调养 3 个月余，诸症改善明显。

按：患者前期被诊断为肺气不固，痰热蕴肺，脾运失健，故予玉屏风合泻白散加减，以达到益气固卫、清热泻肺、健脾化痰目的。化疗后正气易伤，津液耗损，故而扶正养阴，药物选用黄精、女贞子、仙鹤草等。患者经历多次化疗、放疗后出现干咳再作、咳时气紧、左胸隐痛、口干舌燥、大便偏干、牙龈肿痛、舌淡红苔少、脉细之气阴亏虚、肺燥失润之证，改用沙参麦冬汤合泻白散加减，以达到益气养阴、润肺止咳之效。同一肿瘤不同治疗阶段采取不同的治则。林师认为，中医治疗肿瘤亦应精准辨证，注重方随证变，如将军用兵，随变而变，方获良功。

七、前列腺癌术后漏尿案

患者陈某，男，77 岁，2023 年 9 月 20 日初诊。

主诉：前列腺癌术后伴漏尿 1 个月。

现病史：患者因尿频尿急，夜尿多，检查发现 PSA 升高，核磁共振扫描示前列腺右侧外带占位，考虑前列腺癌，于 2023 年 8 月 24 日在宁波市杭州湾医院行前列腺癌根治性切除术，术后患者漏尿明显，为进一步诊治，请中医调理。

刻下乏力，漏尿，夜寐不安，纳可，大便日行 1 次，舌红，苔白腻，脉弦。

病机分析：患者为老年男性，肾气亏虚，累及脏腑，气血不足，邪毒瘀滞下焦，久而成癌。术后耗气伤阴，出现神疲乏力；气虚不固则漏尿；气血亏虚，心失所养，则夜寐不安。舌红，苔白腻，脉弦，则为肾气亏虚、湿浊阻滞之征。

西医诊断：前列腺癌术后。

中医诊断：积聚，证属肾气亏虚，湿浊阻滞。

治法：滋阴补肾，清化湿浊。

方药：知柏地黄汤加减。

知母 15g，黄柏 15g，熟地黄 15g，茯苓 15g，泽泻 10g，丹皮 10g，山药 30g，黄芪 15g，山茱萸 15g，车前子 30g（包），茵陈 15g，莪术 15g，白花蛇舌草 15g，生薏苡仁 30g，五味子 10g。7 剂，水煎服，每日 1 剂，分两次温服。

二诊：2023 年 9 月 27 日。神疲乏力改善，漏尿尚存，夜寐仍欠安，舌红苔白腻，脉弦。

前方加太子参 15g，酸枣仁 10g，以加强补气安神功效。7 剂，煎服法同前。

三诊：2023 年 10 月 4 日。漏尿缓解，夜寐好转，纳可，二便调。

之后以此方为基本方继续调养，3 个月后漏尿完全消失。

按：西医学认为前列腺癌是因为雄性激素过高引起，治疗以抑制雄性激素的药物为主。中医认为前列腺为肾脏所主，前列腺癌累及先天之本，出现肾阴不足或肾阳亏虚，治疗以补肾为主，或补肾阴，或补肾阳，根据症状随症治之；标实以下焦湿浊为主，治以清下焦湿浊。本患者虚证表现为肾阴虚，故林师采用知柏地黄汤加减，佐以车前子、茵陈、白花蛇舌草、生薏苡仁清湿浊、解癌毒；五味子、酸枣仁安神助眠。林师认为，补肾清热药易对脾胃造成损伤，又易阻碍气机，故加用太子参、黄芪健脾益气，同时兼顾益气固托止漏之效。另外积聚类疾病皆有瘀血阻滞之病机，因此加入莪术以绝后患。林师遣方用药思维缜密，常获良效，且无不适之症。

八、乳房恶性肿瘤术后案

患者许某，女，57 岁，已婚，2019 年 12 月 20 日初诊。

主诉：左乳房恶性肿瘤术后 1 年，口干 3 个月。

现病史：患者 1 年前因左侧乳腺恶性肿瘤行手术治疗，术后行常规化疗 3 次，3 个月前开始出现口干，目前常规化验指标无异常，要求中药调理。

刻下神清，精神偏软，口干咽燥，自觉喉间有痰不易咳，纳减，乏力，动则尤甚。查体：咽充血，双肺呼吸音清，心率 72 次 / 分，律齐，腹软，无压痛及反跳痛，墨菲征（－）。舌质红，少津少苔，脉细数。

病机分析：患者乳房恶性肿瘤手术后，正气亏虚，又行化疗，以致耗伤津液，故致口渴，有痰不易咳，舌面少苔少津，且舌质偏红。脉细为阴虚，数为有热。

西医诊断：乳腺恶性肿瘤术后。

中医诊断：乳岩，证属气阴两虚。

治法：滋阴生津，益气利咽。

方药：麦门冬汤加减。

制玉竹 10g，麦冬 12g，北沙参 12g，姜半夏 10g，木蝴蝶 6g，羊乳参 20g，太子参 15g，制黄精 15g，百合 30g，木贼 12g，五味子 6g，炒僵蚕 10g，胆南星 10g，蝉衣 6g。14 剂，水煎服，分两次温服。

二诊：2020 年 1 月 3 日。口干较前有缓解，纳食欠佳，偶有泛呕，乏力仍有，舌质偏红，有少量薄苔，脉细数。

人参片 6g，姜半夏 10g，茯苓 12g，柴胡 10g，生薏苡仁 30g，生白术 15g，陈皮 6g，黄芩 10g，瓜蒌皮 10g，姜竹茹 10g，甘草 5g，炒二芽各 20g。14 剂，水煎服。

患者服药后乏力改善，口干不明显，纳可，以益气养阴、清热解毒法治疗至今（2023 年 12 月），各项指标正常，未见复发与转移。

按：恶性肿瘤易耗伤人体正气，乳腺肿瘤虽相对其他肿瘤转移或复发性较小，但为求安全，常给予少量化疗以减少转移或复发。化疗药物对机体造成一定的损伤，且这类药物多偏于热性，损耗机体阴液，若加以放疗，口干等阴虚症状更为明显。故首诊时先予麦门冬汤加味，方中以半夏降逆，用麦冬、沙参、玉竹、百合滋阴，并缓解半夏的燥性，同时以太子参、黄精益气，以促进生化之源。少佐五味子，合生脉散之意，益气生津敛气。僵蚕、南星与半夏协同，用以化痰。木蝴蝶、蝉衣疏肝利气，且利咽喉。复诊时阴虚症状改善，以气虚为主，遂用六君汤为主方，以促进脾胃生化之力，同时配合小柴胡汤，以助调畅气机，加竹茹化痰降逆。林师认为，对于肿瘤术后或兼化疗的患者，一般治疗多以恢复正气为主，调理脾胃为要，余则随症调整。在治疗上，不断扶正，促进患者体力等恢复，以增强其信心，适时佐用清热解毒等药物以祛邪。

九、下咽恶性肿瘤术后案

患者徐某，男，63 岁，2023 年 11 月 3 日初诊。

主诉：下咽恶性肿瘤术后半年。

现病史：患者半年前因下咽恶性肿瘤行手术治疗，术后予放射治疗。病理诊断为鳞状细胞癌。为进一步诊治，患者要求中药调理。

刻下口苦，咽干，胃纳减，轻度吞咽困难，偶有少量黏痰，色白，大便有时干结，2 日一行。舌质偏红，少津，苔薄白，脉细。

病机分析：下咽癌常规手术后，多配合放疗，因其部位较为表浅，放疗效果较好。但放疗的副作用多为局部损伤，类似热毒表现，多出现鼻干，咽干，或伴有吞咽时干燥难下。舌质偏红，少津，脉细，皆为阴液亏虚之征。

西医诊断：下咽恶性肿瘤术后。

中医诊断：下咽癌术后，证属气阴两虚。

治法：和解少阳，滋阴清热。

方药：小柴胡汤合沙参麦冬汤加减。

柴胡 10g，姜半夏 10g，黄芩 10g，厚朴 10g，杏仁 10g，北沙参 12g，冬凌草 30g，麦冬 12g，陈皮 6g，半枝莲 30g，白花蛇舌草 30g，茯苓 12g，僵蚕 10g，猫爪草 25g，木蝴蝶 6g。14 剂，水煎服，分两次温服。

二诊：2023 年 11 月 17 日。口苦缓解，咽干仍有，痰较前增多，咯之不爽。

前方加胆南星 10g，姜竹茹 10g，14 剂，煎服法同前。

三诊：2023 年 12 月 15 日。口苦基本缓解，口干减轻，偶有嗳气，纳食好转，大便可。活动稍多则乏力明显。

柴胡 10g，姜半夏 10g，厚朴 10g，冬凌草 30g，白术 15g，瓜蒌皮 10g，枳壳 10g，半枝莲 30g，莪术 15g，白花蛇舌草 30g，石斛 12g，猫爪草 25g，僵蚕 10g，太子参 15g，竹茹 10g，木蝴蝶 6g。14 剂，煎服法同前。

按：恶性肿瘤术后，又加以放疗，消耗人体津液，故咽干口燥，甚者出现吞咽不适。津液不足，胃喜阴恶燥，则消谷能力下降，胃纳减少。机体津液不足，故见大便干结。且放疗热毒残留，致痰黏难咯。患者口苦明显，以小柴胡汤和解少阳，加杏仁、北沙参、麦冬润肺。冬凌草为治咽要药，配合半枝莲、白花蛇舌草、猫爪草，可清咽部余毒及癌毒。陈皮、僵蚕、木蝴蝶利咽化痰，促进咽部痰的排出。复诊时考虑痰出较多，予以胆南星、竹茹化痰兼以降气。三诊时，患者表现为气虚症状，并时有嗳气，故加枳壳、莪术行气，太子参、白术健脾益气，石斛兼养胃阴，以扶持人体正气。林师认为，恶性肿瘤术后，人体正气不足，用药宜轻缓，不宜过用破气、苦寒之药，亦不可过用滋腻之药，以轻疏灵动为主，避免加重脾胃负担。

十、子宫恶性肿瘤术后案

患者徐某，女，57 岁，已婚，2019 年 3 月 1 日初诊。

主诉：子宫恶性肿瘤术后半年，嗳气 1 个月。

现病史：半年前患者因阴道少量出血检查发现子宫恶性肿瘤，遂行手术治疗，术后未行化疗。长期服利可君。近因情绪不佳，身体不适，要求以中药调理。

刻下嗳气，泛酸，口苦，胃脘胀满，无恶心，纳谷一般。舌淡红，边有齿痕，苔薄白，脉细弦。

病机分析：患者平素脾胃虚弱，气血生化乏源，导致血虚。气血亏虚，脏腑功能失调，导致癌症发生。手术进一步耗气伤血，使正气更亏。近因情绪不佳，导致肝气郁结，郁而化火，则口苦、泛酸；肝气犯胃，则嗳气，脘腹胀闷，纳减。舌淡红，边有齿痕，苔薄白，脉细弦，皆为肝郁脾虚之征。

西医诊断：子宫恶性肿瘤术后。

中医诊断：癥瘕，证属脾气亏虚，气机郁滞。

治法：疏肝和胃，健脾益气。

处方：柴胡 10g，姜半夏 10g，黄芩 10g，人参片 6g，茯苓 12g，姜竹茹 10g，陈皮 6g，紫苏梗 10g，僵蚕 10g，土茯苓 15g，甘草 5g，半枝莲 30g，白花蛇舌草 30g，猫爪草 25g，木蝴蝶 6g。7 剂，水煎服，分两次温服。

二诊：2019 年 3 月 8 日。口苦减轻，泛酸仍有，纳食较前有好转，食后胀闷较甚，大便溏。

前方去人参片，加党参 15g，厚朴花 10g，山楂炭 20g，红曲 10g，炒二芽各 20g，炒黄连 3g。7 剂，煎服法同前。

三诊：患者上腹不适症状缓解，纳可，大便成形。

上方去红曲、黄连，煎服法同前。

后患者每因心情不佳出现胃脘不适等消化道症状，皆以中药调理，发病至今已 5 年，身体状况良好。

按：本病之基本病机是肝郁脾虚《内经》云："邪之所凑，其气必虚。"肿瘤的发生也是一样，内因是由于正气亏虚。本患者长期白细胞低下，提示正气渐亏，理应防微杜渐，患者却失于调养，终致癌病发生。女子易思虑过多，情志不遂，尤其是肿瘤患者。该患者胃脘胀闷且口苦，多为患癌后心情不好，气机郁滞，故致肝气不畅，肝郁则易犯脾胃，导致胃脘胀，嗳气频。故先予以小柴胡汤，加陈皮、木蝴蝶疏肝，竹茹、僵蚕降逆化痰，土茯苓、猫爪草、半枝莲、白花蛇舌草清热解毒，苏梗行气。服药后肝气稍舒，口苦缓解。食后胃脘胀甚，为脾虚不运，故复诊时予以炒党参助脾健运，山楂炭消食止泻，红曲、炒二芽以助运化，使脾胃得以恢复正常纳谷、运化功能。因此林师认为，治疗肿瘤患者应关注患者情绪状态，一些症状是由不良情绪引起，治疗上不忘"调畅气机"，使脏腑功能协调，防止肿瘤复发与转移。

十一、直肠癌术后案

患者宋某，男，66 岁，农民，2023 年 5 月 5 日初诊。

主诉：直肠癌术后半年。

现病史：患者 2022 年 10 月因"反复大便出血"去当地医院就诊，肠镜提示肠占位（具体不详），遂转去宁波李惠利医院进一步诊治，完善检查后，于 2022 年 11 月 9 日行手术治疗，术后病理检查提示中分化腺癌。术后恢复可。现为寻求中医药治疗，来林师处就诊。

刻下腹部隐痛，反复腹泻，偶有便中带血，伴乏力，畏寒肢冷，夜寐尚安，胃纳可，小便调。舌淡胖，苔白，脉弦细无力。

病机分析：患者平素脾胃虚弱，脾失健运，则湿浊内生，湿浊久蕴而化热，热伤气阴，致毒热内蕴。湿热下注，浸淫肠道，局部气血运行不畅，湿毒瘀滞凝结成肿块，而出现腹部隐痛；热盛损伤肠中脉络，故反复腹泻，便中带血；脾气虚不能温养四肢，故见乏力，畏寒肢冷，舌淡胖，苔白，脉弦细无力。

西医诊断：直肠癌术后。

中医诊断：直肠癌，证属肝郁脾虚。

治法：疏肝解郁，健脾扶正。

方药：小柴胡汤加减。

柴胡 10g，姜半夏 10g，黄芩 10g，人参片 6g，黄芪 30g，生地榆 15g，生白术 15g，木蝴蝶 6g，僵蚕 10g，莪术 15g，夏枯草 15g，半枝莲 30g，白花蛇舌草 30g，猫爪草 25g，薏苡仁 30g，生甘草 5g。14 剂。

煎服法：上药以水 2400mL，煮取 1200mL，去滓，再煎至 600mL，温服 200mL，每天三服。

二诊：2023 年 5 月 19 日。服前方后，患者腹痛、乏力有所好转，便次减少，便中带血仍存，畏寒肢冷稍缓解。近日患者咳嗽咳痰，痰多色黄，夜寐尚安，胃纳可，小便调，舌红苔白，脉弦细。

上方加陈皮 6g，化橘红 10g，茯苓 10g，泽泻 12g。14 剂，煎服法同前。

三诊：2023 年 6 月 2 日。腹痛、乏力、畏寒肢冷较前明显减轻，大便已成形，未见便血，偶有咳痰，痰量减少，胃纳可，夜寐可，舌脉同前。

上方去陈皮、化橘红、茯苓、泽泻，加姜竹茹 10g，金银花 12g，炒二芽各 20g。7 剂，煎服法同前。

四诊：2023 年 6 月 9 日。诸症均明显缓解，遂去姜竹茹、金银花，嘱守方再服 1 个月。

随访告知近期身体状况良好。

按：林师认为，肠癌的发病机理以正气亏虚为根，以本虚标实为特点，本虚主要责于脾虚。本患者机体阴阳不和，脏腑功能失调，正气受损，邪气留滞，邪毒内生。又因患者得病后思虑过度，损伤肝脾，而出现肝郁脾虚之证。故用小柴胡汤加减，疏肝解郁，健脾扶正，恢复肝的疏泄功能，脾胃的运化功能，使肢体得养，疲乏诸症自然缓解。并配伍黄芪增强补中益气、升阳举陷之力；薏苡仁健脾祛湿；生地榆凉血止血；白花蛇舌草、半枝莲、莪术、猫爪草、夏枯草抗癌解毒，散结消癥。二诊时患者腹痛、乏力减轻，脾胃功能较前好转，脾阳得以温煦，故畏寒肢冷症状也得以缓解。复诊时感染外邪，出现咳嗽咳痰，又因肠癌患者脾胃本虚，补益药滋腻碍胃，易生痰湿，故予陈皮、化橘红燥湿化痰，茯苓、泽泻健脾兼以清热，故疗效理想。三诊时患者诸症明显改善，咳嗽减少，遂去陈皮、化橘红、茯苓、泽泻，改予姜竹茹、金银花清热化痰，炒谷芽、炒麦芽健脾消食，以防清热药损伤脾胃。四诊时诸症悉除，此后随症加减，患者病情控制可。

十二、膀胱癌术后案

患者徐某，男，54 岁，农民，2022 年 12 月 1 日初诊。

主诉：膀胱癌术后 1 个月，乏力 7 天。

现病史：2022 年 10 月体检发现膀胱内高回声，遂至宁波市杭州湾医院就诊，2022 年 11 月 2 日膀胱镜检查提示膀胱右侧壁可见一直径约 1cm 的菜花样新生物，予以切除，病理检查提示低级别乳头状尿路上皮癌。并定期术后灌注化疗。7 天前患者出现小便不畅，为求中医药治疗，遂来林师处就诊。

刻下面色无华，神疲乏力，畏寒肢冷，小便不畅，尿中带血丝，无尿痛，胃纳一般，夜寐可，大便偏软，舌淡，苔薄白，脉沉细。

病机分析：膀胱癌病机为正气不足，脏腑功能失调，痰、湿、热、瘀等邪毒聚集于下焦，日久则成有形的肿块。患者性格内向，平素劳倦、思虑过度而致脾肾亏虚，出现面色无华，神疲乏力。脾阳虚不能温养四肢，而见畏寒肢冷。肾和膀胱相表里，共司小便，肾和膀胱气化功能失常，则出现小便不畅，《素问·气厥论》云："胞移热于膀胱则癃，溺血。"各种原因导致的火热之邪，下移于膀胱，灼伤血络或热迫血妄行，而出现血尿。

西医诊断：膀胱癌（术后）。

中医诊断：膀胱癌，证属脾肾亏虚。

治法：健脾益肾，软坚散结。

方药：四君子汤加味。

黄芪 30g，炒党参 12g，生白术 15g，茯苓 12g，半枝莲 30g，白花蛇舌草 30g，猫爪草 25g，薏苡仁 30g，猪苓 12g，女贞子 12g，墨旱莲 12g，玉米须 15g，白茅根 30g，生甘草 5g。7 剂，水煎服，每日 1 剂，分早、中两次温服。

二诊：2022 年 12 月 8 日。已无肉眼血尿，小便不畅较前改善，畏寒肢冷好转，仍有神疲乏力，无尿痛，胃纳好转，夜寐可，大便偏软，舌脉同前。

上方加陈皮 6g，姜半夏 10g。14 剂，煎服法同前。

三诊：2022 年 12 月 22 日。诸症均改善明显，解小便较通畅，偶有四肢怕冷，胃纳可，夜寐安，大便调，舌淡红苔白，脉沉而有力。效不更方。

患者定期复查，未有不适及复发迹象，病情稳定。

按：林师认为，患者就诊时为膀胱癌术后灌注化疗期间，正气已损，正虚无法祛除余邪，故在遣方用药时，需遵循"扶正祛邪，攻补兼施"的基本原则，选用四君子汤为主方，补脾气以扶正气，加用滋肾养阴的药物以补益脾肾；再佐以少量清热解毒药以祛邪，预防复发。方中以党参易人参，是为防止人参补气之力太过猛烈；生黄芪大建中气，补气升阳，助补益脾肾之力；薏苡仁利水渗湿，健脾益肾；女贞子、墨旱莲补益肝肾，《医方集解》云："女贞甘平，少阴之精，隆冬不凋，其色青黑，益肝补肾；旱莲甘寒，汁黑入肾补精，故能益下而荣上，强阴而黑发也。"猪苓、半枝莲、白花蛇舌草、猫爪草抗癌解毒祛邪；玉米须利尿通淋；白茅根凉血止血。全方协同配合，共奏扶正补虚、健脾益气之效。二诊时患者畏寒肢冷、小便不畅改善，其余症状好转，原方效验，故守原方，加用陈皮、姜半夏以健脾益气祛痰。三诊时症状改善，脉象有力。患者按期服药以巩固，治疗至今，身体状况良好。

十三、甲状腺癌术后案

患者藏某，55岁，女，2023年2月28日初诊。

主诉：甲状腺癌术后5年。

现病史：患者2018年6月行双侧甲状腺乳头状癌切除术，现查空腹血糖7.6mmol/L，胸部CT检查示肺部磨玻璃影，为进一步诊治，要求中医调理。

刻下时有咳嗽，咳痰不畅，咽痒，情志易怒，夜寐一般，纳谷可，二便调。舌红，苔薄白，脉细数。

病机分析：患者有甲状腺肿瘤病史，平素情志不畅，肝气郁结，易成气滞痰凝，故多咳嗽咳痰，胸部CT有肺结节表现。本患者基本病机总以肝气郁结、痰凝血瘀为主。

西医诊断：甲状腺癌术后。

中医诊断：积聚，证属气虚毒恋。

治法：疏肝健脾，清热化痰解毒。

处方：柴胡10g，姜半夏10g，黄芩10g，木蝴蝶6g，僵蚕10g，厚朴10g，胆南星10g，山慈菇6g，陈皮6g，茯苓12g，白花蛇舌草30g，半枝莲30g，猫爪草25g，夏枯草15g。14剂，水煎，每日分两次服。

二诊：2023年3月14日。咳嗽咳痰缓解，稍感乏力，夜寐一般，纳谷可，二便调。舌红，苔薄白，脉细。

上方去木蝴蝶、厚朴、胆南星，加人参 6g，薏苡仁 30g。14 剂，煎服法同前。

三诊：2023 年 3 月 28 日。咽喉不适，稍感乏力，大便不畅，夜寐一般，纳谷可。舌红，苔薄白，脉细。

上方加甘草 5g，木蝴蝶 6g，生白术 15g。14 剂，煎服法同前。

四诊：2023 年 4 月 12 日。咽喉不适，乏力，大便转畅，夜寐不安，纳谷可。舌红，苔薄白，脉细。

黄芪 30g，人参 6g，山慈菇 6g，橘核 10g，白花蛇舌草 30g，半枝莲 30g，猫爪草 25g，夏枯草 15g，当归 12g，白芍 12g，生白术 15g，茯苓 12g，酸枣仁 12g，甘草 6g。14 剂，煎服法同前。

服药后患者乏力改善，夜寐好转，以此方为基本方加减治疗至今无明显不适，年度检查检验正常，肺部结节未见增大改变。

按：患者有甲状腺癌史，平素情志不畅，易怒，因咳嗽咳痰，肺部 CT 检查示磨玻璃结节，害怕肺部转移而就诊。一诊予以柴胡、黄芩、半夏、茯苓疏肝和胃，半夏、茯苓化痰，加木蝴蝶、僵蚕、胆南星清利咽喉，清热化痰，夏枯草为治疗甲状腺疾病常用药，在疏肝和胃、清热化痰基础上，再加以半枝莲、蛇舌草、猫爪草、山慈菇等抗癌防癌之品。二诊时患者咳嗽咳痰缓解，乏力不适，故在原方基础上去厚朴、木蝴蝶、胆南星，加人参、薏苡仁以健脾补气。三诊患者诉咽喉不利，有大便不畅之象，故在前方基础上加以木蝴蝶利咽，生白术润肠通便。四诊时患者大便不畅之象减，夜寐不安，故治疗以健脾养心、防癌抗癌为主，方用黄芪、人参、当归、白芍、白术健脾益气养血，酸枣仁养心安神，夏枯草、橘核、茯苓化痰散结，山慈菇、半枝莲、猫爪草防癌抗癌，全方合用，以达健脾养心、防癌抗癌之功。

十四、胰腺癌术后案

患者王某，男，74岁，退休，2023年1月3日初诊。

主诉： 胰腺癌术后、化疗后3个月余。

现病史： 胰腺癌术后、化疗后3个月余。血糖偏高史。

刻下胁痛不适，急躁易怒，无恶心呕吐，乏力，口干，胸闷，大便不畅。舌红苔少，脉弦细。

病机分析： 患者平素饮食不节，致脾失健运，加之后期调理不当，导致湿热内结。平素情志不畅，气滞内停，与湿热互结，化为瘀毒，从而导致积聚内生。湿热内停，易导致气阴亏虚，加之患者经过手术和化疗，加重气阴两虚之象，故可见乏力、口干、大便不畅之症。肝失疏泄，气滞不畅，故可见胸闷，胁痛，急躁易怒，脉弦细。

西医诊断： 胰腺癌术后。

中医诊断： 积聚，证属气阴亏虚，瘀毒留内。

治法： 益气养阴，理气解毒。

处方： 藤梨根30g，半枝莲30g，白花蛇舌草30g，猫爪草25g，火麻仁20g，绞股蓝15g，太子参15g，石斛12g，蛇六谷 10g（先煎），炒枳壳 10g，生栀子 10g，瓜蒌皮 10g，瓜蒌仁 10g，厚朴 10g，柴胡 10g。7 剂，水煎服，每日 1 剂，水煎，分两次服。

二诊：患者服药后，感动则气紧，乏力，口干口苦，胃纳一般，腹胀，大便偏烂。舌红，苔黄腻，脉弦细。继续予以益气化湿，理气解毒。

白花蛇舌草 30g，半枝莲 30g，生薏苡仁 30g，藤梨根 30g，猫爪草 25g，绞股蓝 15g，炒紫苏子 15g，黄芩 10g，蛇六谷 10g（先煎），柴胡 10g，佛手 10g，苏梗 10g，姜半夏 10g，生晒参 6g，豆蔻 6g。14 剂，煎服法同前。

三诊：患者乏力缓解，口干口苦仍有，无动则气急，无腹胀腹痛，二便调。舌红，苔黄腻，脉弦细。继续予以益气化湿，理气解毒。

上方去苏子。14 剂，煎服法同前。

四诊：患者一般情况可，唯有口干口苦仍存，余无明显不适，无腹胀腹痛，二便调。舌红，苔薄白，脉弦细。治以疏肝和胃，防癌抗癌。

处方：白花蛇舌草 30g，半枝莲 30g，生薏苡仁 30g，藤梨根 30g，猫爪草 25g，绞股蓝 15g，黄芩 10g，柴胡 10g，炒枳壳 10g，姜半夏 10g，生晒参 6g。14 剂，煎服法同前。

按：胰腺癌是临床疑难病，其被发现时多为晚期，生存期较短。中医无胰腺癌之名，根据其相关症状可归于"积聚""腹痛"等范畴。积聚为病，多为虚实夹杂，虚为气血阴阳虚，实为气滞、血瘀、湿热、瘀毒。对于经过手术或放化疗的恶性肿瘤患者，其虚多实少，故该患者可见乏力、口干等气阴亏虚之象。故林师对于该类患者治疗时首先以太子参、石斛、绞股蓝等益气养阴。患者服用 7 天后大便从不畅变为软烂，故二诊时去栀子、石斛等偏寒性之品，改太子参为生晒参，以加强健脾益气之功。有研究表明情志因素在疾病的预后中有重要作用，对于恶性肿瘤患者影响更大，故林师在治疗恶性肿瘤时常辅以疏肝解郁之品，如柴胡、枳壳等。针对恶性肿瘤这一特殊疾病，在益气养阴、疏肝理气的基础上予以清热解毒、防癌抗癌治疗，林师常用半枝莲、白花蛇舌草、猫爪草三药组合。本病总体治疗思路为健脾疏肝，化瘀解毒，防癌抗癌。

十五、脐尿管恶性肿瘤术后案

患者王某，男，42 岁，2022 年 1 月 18 日初诊。

主诉：脐尿管恶性肿瘤术后、化疗后近 1 年。

现病史：患者 1 年前体检时发现腹内占位性病变，后进一步检查，诊断为脐尿管恶性肿瘤，给与手术、化疗，末次化疗为 2021 年 3 月 26 日，给与奥沙利铂和希罗达，后定期复查。

刻下精神软，乏力不适，尿频，腰酸不适，胃纳可，大便调。舌淡红，苔薄白，脉细。

病机分析：本患者发现腹内占位性病变，经检查被诊断为脐尿管恶性肿瘤，脐尿管恶性肿瘤病位在肾，故多有尿频，尿红细胞异常，腰酸不适，以肾虚为主，或兼有瘀血、水湿。该患者被治以手术和化疗，脾胃之气损伤，故见乏力不适。总体病机为脾肾两虚，水湿瘀毒互结。

西医诊断：脐尿管恶性肿瘤。

中医诊断：积聚，证属气虚毒滞。

治法：健脾益气，补肾利尿，防癌抗癌。

处方：半枝莲 30g，白花蛇舌草 30g，黄芪 30g，生薏苡仁 30g，猫爪草 25g，怀山药 18g，玉米须 15g，生白术 15g，莪术 15g，熟地黄 12g，生地黄 12g，茯苓 12g，猪苓 12g，山茱萸 10g，菟丝子 10g，甘草 5g，三七粉 6g（吞服）。10 剂，水煎服，每日 1 剂，分两次服。

二诊：患者服上药后症状较前改善，乏力不适稍缓解，尿频仍有，胃纳可，大便调。舌淡红，苔薄白，脉细。继续予以健脾益气、补肾利尿、防癌抗癌治疗。

上方去玉米须、三七，加人参 6g，覆盆子 20g，泽泻 12g，桑螵蛸 12g，丹皮 10g 加强健脾补肾之功。煎服法同前。

之后每两周复诊一次，总以健脾益气、补肾利尿、防癌抗癌为基础，在原方基础上根据症状加减。

末诊：2023 年 12 月 1 日。患者一般情况可，精神可，无明显乏力，稍有尿等待，尿不尽感，胃纳可，大便调。舌淡红，苔薄白，脉细。继续健脾益气，防癌抗癌。

半枝莲 30g，白花蛇舌草 30g，黄芪 30g，生薏苡仁 30g，猫爪草 25g，怀山药 18g，人参 6g，生白术 15g，熟地黄 12g，生地黄 12g，茯苓 12g，猪苓 12g，菟丝子 10g，甘草 5g，姜半夏 10g。14 剂，煎服法同前。

按：脐尿管恶性肿瘤是发生于残余脐尿管上皮的原发恶性肿瘤，病理类型多为腺癌，也可为尿路上皮细胞癌、鳞状细胞癌和其他类型癌，是临床罕见病。该病变发病隐匿，一般多于体检或有血尿检查时偶然发现。中医学无脐尿管恶性肿瘤之名，林师认为应归于积聚类疾病，与气虚毒滞关系密切。该患者经过手术及化学治疗，出现乏力不适、尿频等脾肾两虚之象，故中医治疗总以健脾补肾为主，兼顾防癌抗癌。方中黄芪、白术、山药、茯苓健脾益气，又具利水利尿之功。生熟地黄、山药、丹皮、泽泻等为半个六味地黄丸方，可补肾泄浊，后期又加覆盆子、菟丝子、桑螵蛸，加强补肾之力。针对恶性肿瘤本虚标实这一病机，林师在健脾补肾时，不忘加用防癌抗癌之品，常用白花蛇舌草、猫爪草、半枝莲等。

十六、胃痞案

患者方某，男，51岁。2020年10月29日初诊。

主诉：胃脘痞满1年余。

现病史：患者1年余前醉酒后出现胃脘痞满，泛泛欲吐，间断服用奥美拉唑胶囊、瑞巴派特片等抑酸护胃治疗，症状反复，遂至我院就诊。胃镜检查示：浅表性胃炎伴糜烂，胃体息肉，反流性食道炎。病理检查示：（胃窦小弯）重度慢性萎缩性胃炎，重度肠上皮化生，（胃体后壁）慢性浅表性胃炎。

刻下胃脘痞满，偶有反酸，心下灼热感，纳谷不馨，小便短赤，大便干，3~4日一次。舌红，苔黄腻，脉滑数。

病机分析：患者平素嗜酒，湿浊热毒浸淫，致脾胃升降失调，乃成痞证。清阳不升，浊邪上逆，故见反酸、烧心；腑气不通，胃气不能下行，故见纳差、便秘，舌红，苔黄腻，脉滑数。

西医诊断：慢性萎缩性胃炎。

中医诊断：胃痞，证属湿热内蕴。

治法：清热化湿，消痞和胃。

方药：小柴胡合楂曲平胃散化裁。

柴胡 10g，黄芩 10g，姜半夏 10g，生栀子 10g，焦山楂 20g，神曲 10g，黄连 6g，吴茱萸 3g，制厚朴 10g，苍术 10g，槟榔 20g，生甘草 5g。14 剂，每日 1 剂，水煎，早晚分服。

二诊：2020 年 11 月 12 日。患者痞满、反酸基本消失，胃纳转佳，大便通畅，每日可解，舌暗，苔薄腻，脉细滑。证属气虚血瘀夹湿，改投益气活血阻萎方加减。

生黄芪 30g，莪术 15g，猫爪草 25g，八月札 10g，白花蛇舌草 30g，党参 15g，生白术 15g，生地榆 15g，蒲公英 20g，白蔹 10g，土茯苓 30g。14 剂，服法同上。

二诊方化裁调治半年余，其间患者未诉不适，2021 年 8 月 18 日胃镜检查示：反流性食管炎，慢性浅表性胃炎，胃息肉。病理检查示：（胃窦）黏膜慢性炎，轻度腺上皮肠化。患者随访至今，未见异常。

按：仲景言："若心下满而硬痛者，此为结胸也，大陷胸汤主之。但满而不痛者，此为痞，柴胡不中与之，宜半夏泻心汤。"指出痞满病机为正虚邪陷，升降失调。《景岳全书》曰："凡有邪有滞而痞者，实痞也；无物无滞而痞者，虚痞也。有胀有痛而满者，实满也；无胀无痛而满者，虚满也。"明确了痞满首辨虚实。林师认为慢性萎缩性胃炎早期以实为主，若失于治疗，可由实转虚，虚实夹杂，因此尽早消除患者症状为治疗本病的关键。本案治以清热化湿、消痞和胃，方选小柴胡合楂曲平胃散化裁。方中柴胡、黄芩、姜半夏取仲景小柴胡之意，辛开苦降，为林师消痞之基础组合；左金丸配生栀子，泻火行湿开痞；苍术燥湿兼能健脾，标本兼顾；焦山楂、神曲、制厚朴、槟榔行气消食，助腑气下行；生甘草调和诸药。药后湿去热消，脾升胃降，诸症自除。林师强调，本病症状消失不代表病灶消除，标象消失之后，应抓住"气虚血瘀"之根本病机，予益气化瘀以祛除病灶，故二诊投益气化瘀阻萎方化裁。生黄芪、党参、生白术健脾益气，生黄芪兼活血；莪术益气活血；八月札、白花蛇舌草理气疏肝，清热解毒；生地榆、白蔹清热凉血，消肿散结止痛；猫爪草消肿散结；蒲公英凉润清热，消肿散结；患者湿毒较甚，故加土茯苓加强除湿解毒作用。二诊方化裁调治半年余，终获效验。

"脾胃居中州，为气机升降之枢纽"，"顺其升降"为林师治疗脾胃病之要旨，如本案中选用柴胡、黄芩、半夏等辛开苦降。然脾胃虽为升降之枢，但全身气机之条畅仍与肝升、肺降、心运、肾纳等相关，临证当悉心辨证，活用疏肝、宣肺、益肾诸法，调气重脾胃而不限于脾胃。

十七、胃痛案

患者刘某，男，43岁。2021年6月16日初诊。

主诉：胃脘反复疼痛半年。

现病史：患者平素郁郁寡欢，半年前受气后出现脘腹刺痛，当地医院治疗效果不佳，因忧罹患癌症，整日惶恐，致病情加重。胃镜检查示：慢性萎缩性胃炎伴胆汁反流伴糜烂，重度胆汁反流。病理检查示：（胃角）黏膜中度慢性萎缩性胃炎、腺上皮中度肠化，（胃窦）黏膜慢性炎、腺上皮中度肠化。

刻下胃脘刺痛，痛处不移，按则痛甚，喜太息，神疲，胃纳减退，夜寐欠安，二便尚调，舌暗胖大，苔薄白，脉弦细涩。

病机分析：本案患者素来忧郁，气机郁滞，气为血帅，气久滞则血必瘀，加之情志刺激，肝气横犯脾胃，则成气滞血瘀之胃痛。舌暗胖大，苔薄白，脉弦细涩，为气滞血瘀之征。

西医诊断：慢性萎缩性胃炎。

中医诊断：胃痛，证属气滞血瘀。

治法：理气活血，和胃止痛。

方药：柴胡疏肝散合金铃子散化裁。

柴胡 10g，炒枳壳 10g，炒白芍 10g，香附 10g，川芎 10g，炙甘草 6g，川楝子 10g，延胡索 10g，刺猬皮 10g，砂仁 6g。14 剂，每日 1 剂，水煎，早晚分服。

二诊：2021 年 6 月 30 日。患者胃痛明显好转，夜间偶发，夜寐改善，神疲纳差仍存，舌暗胖大，苔薄白，脉细涩。

上方去川楝子、延胡索，加党参 15g，当归 10g。14 剂。

三诊：2021 年 7 月 14 日。患者胃痛基本消失，精神较前改善，情绪稳定，舌脉同前。予益气活血阻萎方化裁。

生黄芪 15g，莪术 10g，三棱 10g，柴胡 10g，炒枳壳 10g，八月札 10g，白花蛇舌草 30g，蒲公英 20g，白蔹 10g，生地榆 15g，党参 15g，生甘草 5g。14 剂，每日 1 剂，水煎，早晚分服。

以三诊方调治 8 个月余，2022 年 3 月 1 日胃镜检查示：浅表性胃炎伴糜烂，胆汁反流。病理检查示：中度慢性浅表性胃炎，轻度肠化。胃痛完全消失，情绪佳。

按：《内经》曰："木郁之发……民病胃脘当心而痛。""土得木而达。"《金匮要略方论》云："见肝之病，知肝传脾。"《景岳全书》言："脾胃之伤于劳倦情志者，较之饮食寒暑为更多也。"中焦脾胃气机升降有赖肝气条达，肝郁气滞则脾胃失和为病。林师认为，萎缩性胃炎起病缓慢，病势迁延，患者常因临床症状不缓解及对疾病预后的担忧而出现焦虑、抑郁等不良情绪，而不良情绪又会加重症状、延长病程。故消除症状利于患者改良情绪，增强康复信心。本案林师辨为气滞血瘀证，方选柴胡疏肝散合金铃子散，理气活血，和胃止痛。方中柴胡、香附、川楝子疏肝理气解郁；川芎、延胡索、刺猬皮活血行气止痛；炒枳壳、砂仁行气化滞；肝体阴用阳，芍药、炙甘草既能柔肝缓急止痛，又能顾护肝阴，以防疏泄太过，甘草兼能调和诸药。二诊时患者症状好转，本虚之证显露，故去开破之力较强之金铃子散，加党参、当归，一则防耗气破血之弊，二则取气旺血行之意。三诊时患者标象已除，投益气活血阻萎方化裁以除病灶。方中三棱、莪术为林师常用流通气血之药对，张锡纯谓"能破癥瘕者，三棱、莪术之良能，非二药之性烈于香附也"。棱、莪通理气血，效优而弊少。全方补而不滞，攻补相成，方证针芥相投，故能药到病除。

　　林师认为，慢性萎缩性胃炎发病与肝郁不疏、气机阻滞有关。情志不遂，肝木之气横犯脾土，肝胃不和，则引发脾胃病；同时，脾胃虚弱，不能运化水谷，精神思维活动失去物质基础，亦使人产生负面情绪。情绪与疾病相互影响，互为因果，故林师强调在治疗本病时应调整患者心理状态，注重"身心同治"。

十八、无症状慢性萎缩性胃炎案

　　患者许某，女，69岁。2020年9月20日初诊。

　　主诉：确诊慢性萎缩性胃炎1周。

　　现病史：患者平素无明显不适症状，1周前体检胃镜检查示慢性浅表性胃炎伴胃窦糜烂，病理检查示（胃窦小弯）中度慢性萎缩性胃炎伴糜烂、中度肠上皮化生。

　　刻下无不适症状，舌淡红，可见瘀点，苔薄白，脉沉涩。

　　病机分析：本案患者无明显症状，从微观辨证考虑，胃窦黏膜粗糙充血，见散在充血糜烂灶，为热毒血瘀之征象，腺体萎缩兼肠上皮化生为气虚之征象。淡红瘀点舌，沉涩脉，为气虚血瘀之征。

　　西医诊断：慢性萎缩性胃炎。

　　中医诊断：虚损病，证属气虚血瘀。

　　治法：益气化瘀。

　　方药：益气活血阻萎方。

　　生黄芪30g，莪术15g，猫爪草25g，八月札10g，党参15g，生白术15g，生地榆15g，白蔹10g。14剂。每日1剂，水煎，早晚分服。

调治 7 个月余，2021 年 5 月 25 日复查胃镜：胃窦黏膜粗糙，色泽橘红，红白相间，以红为主。病理检查示：（胃窦）中度慢性浅表性胃炎。

按：林师认为，慢性萎缩性胃炎病变程度与症状轻重非线性相关，有症剧而黏膜病变轻微者，亦有症轻甚至无症状而病变颇重者，且本病症状缺乏特异性。因此，林师提出传统宏观辨证与胃黏膜微观辨证相结合的诊疗模式，将中医辨证的内涵加以延伸，以提高中医辨证的客观性和准确性。本案患者胃窦黏膜粗糙充血，见散在充血糜烂灶，辨为热毒血瘀。腺体萎缩兼肠上皮化生，辨为气虚。宏观上与淡红瘀点舌、沉涩脉对应，方药上与益气化瘀阻萎方契合，虽无症状却能因证施治，是对"治未病"思想的延伸与发展。

十九、膏方调治胃癌术后案

患者孙某，女，64 岁，已婚，2015 年 11 月 14 日初诊。

主诉：乏力寐差 3 年。

现病史：患者于 2012 年 8 月行胃癌术（病理检查示胃腺癌），3 年来疲倦乏力，睡眠不佳，曾间断服用中药，症状稍有改善。

刻下乏力，夜寐不安，纳谷不香，大便调。舌淡红，苔薄白，脉细。

病机分析：患者平素劳累过度，饮食不节，导致正气亏虚，机体脏腑功能失调，气虚则血瘀，瘀毒互结而成胃癌。胃癌手术耗气伤血，进一步损伤正气，脾胃虚弱，纳谷不香，加之对肿瘤疾病的恐惧，情志抑郁，肝气不疏，夜不能寐。舌淡红，苔薄白，脉细，均为气血亏虚之征象。

西医诊断：胃癌术后。

中医诊断：胃积病，证属气血亏虚，肝气郁结。

治法：补养气血，疏肝健脾，佐以清热解毒。

处方：黄芪、夜交藤、藤梨根、生龙骨、生薏苡仁、生牡蛎各300g，白术、红枣各100g，远志、八月札、陈皮、枳壳、木香各100g，茯苓、白花蛇舌草、阿胶、鳖甲胶、蒲公英、炒谷芽、炒麦芽、焦山楂各200g，北沙参、酸枣仁各150g，砂仁60g，灵芝孢子粉20g，加饭酒300g，冰糖400g。

熬膏，每日睡前服用1次，每次15mL，烊化服。

二诊：2016年11月18日。患者1年来乏力有所改善，夜寐较前好转，但易醒，纳可，大便调。舌淡红，苔薄白，脉细。一年来未有他病发作，年度各项检查检验未见异常。效不更方，守去年膏方再进一料，服法同上年。

三诊：2017年11月28日。患者1年来乏力已不明显，夜寐安，唯觉视物有点不清，纳可，大便调。舌淡红，苔薄白，脉细。未有他病发作，年度检查检验未见异常。治法同前，上方加枸杞子150g，服法同上年。

四诊：2018年11月23日。患者1年来精神可，已充当了家务活的主力，夜寐安，纳可，大便调。舌淡红，苔薄白，脉细。未有他病发作，年度检查检验未见异常。治法同前，前方加黄精150g，服法同上年。

患者坚持每年服用膏方至今（2023 年 11 月），平时未有新疾发生。

按：患者胃癌术后，出现一系列症状，西医因没有进一步治疗的指征未加干预，林师认为中医可以通过辨证论治来改善患者症状、预防恶性肿瘤复发与转移，尤其是肿瘤康复期患者以虚为主，可以采用滋补效力更宏的膏方。初诊通过四诊合参考虑患者证属气血亏虚，肝旺脾虚，治以补养气血，疏肝健脾，佐以清热解毒。方中黄芪、白术、红枣、茯苓益气补血；北沙参滋养胃阴；炒谷芽、炒麦芽、焦山楂、砂仁醒脾消食和胃；酸枣仁、夜交藤、远志、生龙骨、生牡蛎、灵芝孢子粉宁心安神；八月札、陈皮、枳壳、木香疏肝理气；藤梨根、蒲公英、白花蛇舌草、生薏苡仁清热解毒；阿胶滋阴补血，鳖甲胶滋阴补肾，软坚散结，两胶合用滋阴补血力大。加饭酒温通血脉，促进药物吸收，且能去除胶类药物腥味；冰糖补中和胃，矫正口感。患者每年按时服用膏方，医生根据一年来的情况随症加减，症状逐年得到改善，恶性肿瘤未见复发和转移。林师认为，恶性肿瘤采用中西医结合诊治可以增加疗效，中医治疗肿瘤亦应杂合以治，多种中医治疗手法、多种药物剂型联合运用可以使疗效最大化。